오후 3시의
입 냄새

오후 3시의
입 냄새

펴낸날 초판 1쇄 발행 2018년 4월 2일

지은이 김대복
펴낸이 방영배
펴낸곳 다음생각
디자인 NAMIJINDESIGN

출판등록 2009년 10월 6일 | 제406-251002009000124호
주 소 경기도 파주시 회동길 495-1
전 화 031-955-9102
팩 스 031-955-9103
이메일 nt21@hanmail.net
인쇄 제본 천광인쇄

ⓒ 김대복 2017
ISBN 978-89-98035-48-8 (13510)

- 책값은 표지 뒤쪽에 있습니다.
- 파본은 본사와 구입하신 서점에서 교환해 드립니다.
- 이 책은 저작권법에 의하여 보호를 받는 저작물이므로 무단 전재와 복제를 금합니다.

오후 3시의 입 냄새

| 지은이 김대복 |

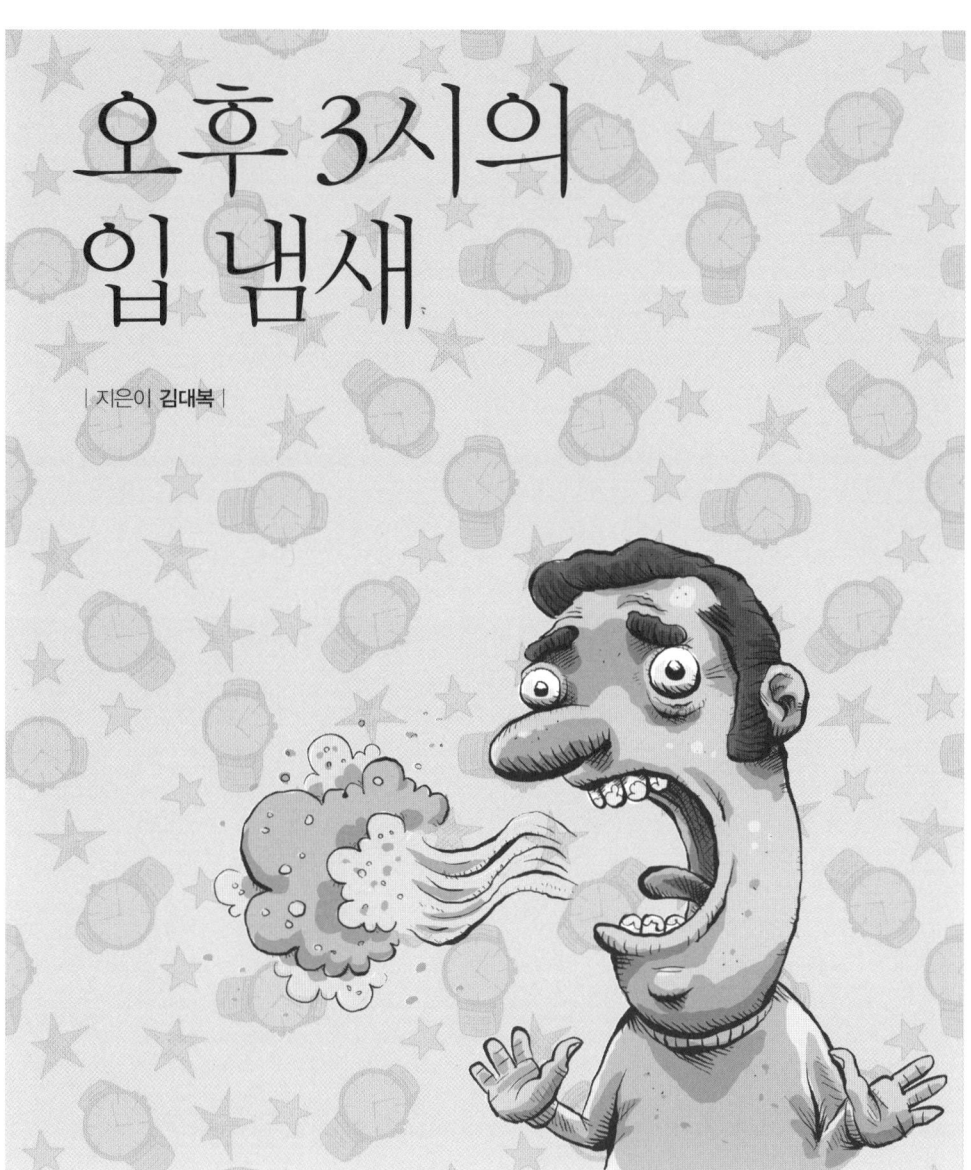

| 프롤로그 |

입 냄새 원인과 치료법 궁금증 풀이

왜(why) 보다 더 가치 있는 것은 어떻게(how)이다. 구취로 고생하는 사람에게 절실한 것은 입 냄새 원인 보다는 치료법이다. 원인 탐색은 치료방법을 얻기 위함이다. 그렇기에 원인 규명은 의사의 몫이고, 치료를 받는 것은 고객의 몫이다. 20년 이상 구취를 연구하고 치료해온 의사 입장에서 구취인에게 꼭 도움 되는 것을 생각했다. 바로 어떻게 치료하느냐이다.

입 냄새로 버거워하는 사람이 알고 싶어 하는 63가지를 문답 형식으로 안내했다. 치료를 하면서 만난 사람이 질문한 내용을 바탕으로 구성했다. 현실적인 치료 방법과 치료를 위한 기초 지식을 담았다. 폭넓은 사례로 읽는 이가 공감할 수 있도록 구성했다.

입 냄새 고민은 사람마다 다르다. 구취 원인도 체질마다 다르다. 환경도 큰 영향을 미친다. 치료법도 다르다. 서양의학적 접근이 있고, 한의학적 진단도 있다. 또 전통을 계승한 민간요법도 있다.

입 냄새는 정확한 진단 후 처치 받으면 치료된다. 반면 원인 진단이 잘못되면 치료를 받아도 악화될 수 있다. 또 제대로 된 치료를 받아도 생활습관을 바르게 해야 재발이 되지 않는다.

구취는 인간 삶의 반영이다. 글로벌 시대의 우리 삶은 동서양 문화를 모두 담고 있다. 구취도 한의학과 서양의학으로 모두 접근할 수 있다. 또 동서의학을 종합한 해결책이 효율적일 수도 있다.

구취 치료법 63문답에는 서양의학을 바탕으로 한의학적 치료 방법을 제시돼 있다. 치료법은 동의보감을 비롯한 다양한 원전, 선각자들의 진료, 서양의학의 과학성에서 원리를 찾았다. 또 많은 환자의 다양한 스펙트럼, 한의학의 전신적인 치료 효과를 필자의 다양한 임상경험으로 확인한 방법들이다. 그 내용을 5장으로 나눠서 안내했다.

1장은 입 냄새와 생리학이다. 어혈, 담음, 타액 등 생리현상 조명을 통해 구취 치료법을 탐색했다. 2장은 입 냄새와 이야기다. 역사와 문화, 인물에 담긴 구취 이야기를 통해 입 냄새 해소법을 찾았다. 3장은 입 냄새와 한약재다. 한의학에서 구취 치료는 대부분 탕약으로 한다. 탕약의 재료인 한약재를 통해 입 냄새 치료의 원리를 확인했다. 4장은 입 냄새와 문화다. 구취의 변수를 동양과 서양의 시각, 유전과 환경, 여성과 남성 등으로 다양하게 살폈다. 5장은 생활과 입 냄새 해소법이다. 일상 삶에서 구취를 파악하고, 실천할 수 있는 구취 해소법을 제시했다.

   구취 치료는 어렵지 않다. 기본에 충실하게 1~3개월만 치료하면 대부분 호전된다. 그 기쁨을 독자와 함께 나누고 싶다.

2018년 3월
서울 서초동 구취 연구실에서
한의학 박사 김대복 쓰다

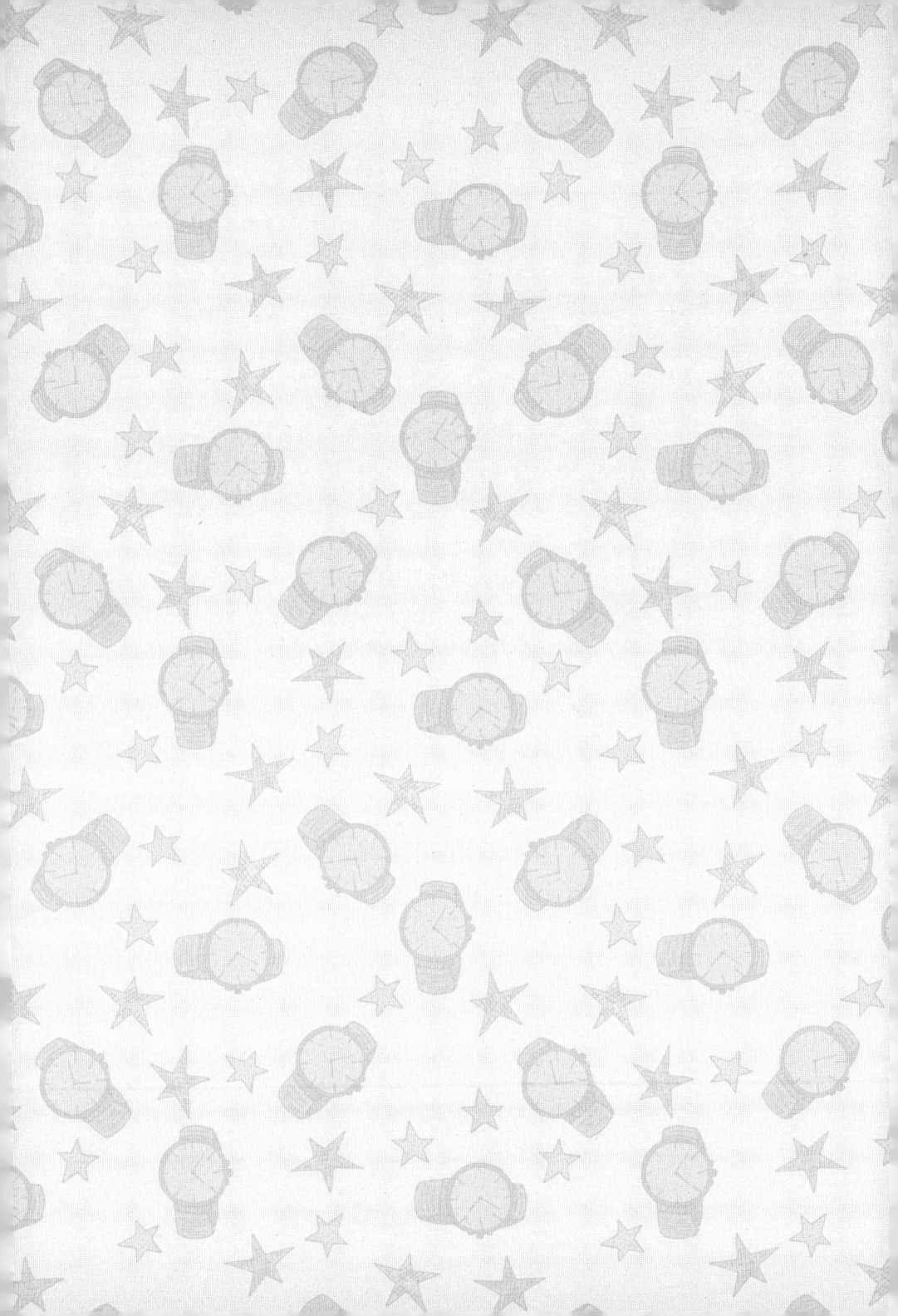

| 차례 |

프롤로그 _4

1장 구취의 제1원인은 타액

위열과 입 냄새 _12   어혈과 혈전 _16   담음과 습담 _19   생리기간과 입 냄새 _22   담적과 구강 건조증 _25   설태와 실유두 _28   헤르페스와 붉은 입술 _31   출산과 산후조리 _34   이제마의 사상체질(四象體質)로 보는 입 냄새 _36   아침과 저녁 구취 예방법 _39   코골이와 입 호흡 _42   인간의 노화와 입 냄새 _44   구취의 제1원인은 타액 _47   노인성 구취와 생활습관 _50

2장 모든 질병의 초기증상과 입 냄새

대장금과 왕의 구취 _56   입 냄새에 좋은 약초, 인동초 _60   구취에 좋은 매실의 효능 _63   흡연과 구취의 상관관계 _66   모든 질병의 초기증상과 입 냄새 _70   드라큘라와 입 냄새 _73   농경 문화와 유목 문화의 구취차이 _76   입 냄새의 피크타임 _79   여교사와 입 냄새 _83   진짜 입 냄새와 가짜 입 냄새 _86   입 냄새로 알 수 있는 질병진단 _89   입 냄새와 유전의 상관관계 _92

3장 입 냄새 제거 효능의 비타민C

입 냄새 제거 효능의 비타민C _96   구취에 좋은 천연식품 _99   사위열탕과 구취 _103   당구자와 구취 _106   삼림욕과 구취 _109   구취와 쑥 _112   갈대와 입 냄새 _115   민들레와 입 냄새 _118   콧물과 입 냄새 _120   항산화제와 입 냄새 _122   가미치위탕과 입 냄새 _125   유자와 입 냄새 _128

4장 목이물감으로 인한 입냄새 5가지 이유

동양의 입 냄새와 서양의 구취 _132 서양의학 목이물감, 한의학 내풍 _135 춘곤증 입 냄새와 식곤증 구취 _138 일란성 쌍둥이 구취, 이란성 쌍둥이 입 냄새 _141 구취 심리치료, 입 냄새 약물치료 _144 공시족 구취, 고시생 입 냄새 _147 커피 테이크아웃 대신 생수 테이크아웃 _150 남자 선배 구취, 여자 후배 입 냄새 _153 구취는 누구에게나 평등하다 _156 혼밥 구취, 혼술 입 냄새 _159 고질병 입 냄새, 고칠병 구취 _162 공포증과 우울증 _165 불안장애와 강박장애 _168 여성 구취 공포증, 남성 입 냄새 불감증 _171

5장 구취의 제1원인은 타액

구강건조 해소법 10가지 _176 목이물감으로 인한 입 냄새 5가지 이유 _180 겨울철 입 냄새 5가지 이유와 5가지 대책 _184 목에 이상이 없는 입 냄새 3가지 _188 입 냄새를 없애주는 7대 식품 _191 입 냄새 예방 식품 10가지 _195 인후이물감 입 냄새 원인 5가지 _199 입 냄새 전조 증상 10가지 _203 오랜 입 냄새와 치료기간 _207 오감 진단법과 입 냄새 _210 코 세척과 입 냄새 _213

① 구취의 제1원인은 타액

위열과 입 냄새

> **사례** 45세 남성입니다. 1년 전부터 입에서 심한 냄새가 나고 있습니다. 치과에서 진료를 받았으나 구강 질환은 없었습니다. 한의원에서 위열로 인한 구취라는 설명을 들었습니다. 위열과 입 냄새가 어떤 관계가 있나요?

김대복 한의학 박사 의견 먼저, 의견을 말씀 드립니다. 위열은 구취의 원인이 될 수 있습니다. 구강 질환이 없는 상태에서 입냄새가 1년 이상 지속된다면 여러 원인 중 위열을 의심할 수 있습니다.

한의학에서는 입 냄새 주 원인을 위열(胃熱), 위중부화(胃中不和), 스트레스(勞心)에 따른 허열(虛熱) 심비허약(心脾虛弱) 폐열(肺熱) 비열(脾熱)로 보고 있습니다. 이중에서도 위열의 비중을 높게 생각 합니다. 민족 의서인 동의보감에서는 구취자 위열야(口臭者 胃熱也)로 표현했습니다. 입 냄새는 위의 열에서 비롯된다는 설명 입니다. 위의 열작용을 구체적으로 구취일증(口臭一證) 내열기(乃熱氣) 온적흉격지간(蘊積胸膈之間) 협열이충(挾熱而衝) 발어구야(發於口也)로 제시 했습니다. 가슴에 쌓인 열기에 다시 열이 누적되면 위로 치솟아 입 냄새가 난다는 의미 입니다. 또 처방으로 허화울열(虛火鬱熱) 온어흉중(蘊於胸中) 내작구취(乃作口臭) 의궁지고(宜芎芷膏)로 적었습니다. 허(虛)하여 생긴 화(火)나 가슴에 쌓인 열로 기인한 입 냄새에는 궁지고를 쓰라는 것입니다.

위열구취(胃熱口臭)는 입안이 마르고 쓰며 냄새가 납니다. 소변은 붉으며 적고, 대변이 단단한 경향 입니다. 잇몸과 목이 자주 붓고, 헙니다. 혀는 홍색이며, 설태는 황색 입니다. 가슴앓이와 배고픔 증세도 나타날 수 있습니다. 처방은 위의 열을 내리는 가감감로음(加減甘露飮), 용뇌계소환(龍腦鷄蘇丸), 사위탕(瀉胃湯) 등이 있습니다.

인체의 기관은 서로 연계돼 있습니다. 위는 입, 잇몸, 치아와 경락(經絡)으로 소통 됩니다. 맛있는 음식을 보면 먹기도 전에 침이 고이고, 위가 운동을 시작 합니다. 구취인의 일부는 뜨거운 입김 이야기를 합니다. 위의 높은 열이 경락으로 연결된 구강으로 배출되는 증상 입니다. 자연의 사물이나 인체의 기관이나 열이 발생하면 냄새가 납니다. 위와 장에 노폐물이 쌓이면 소화시간이 길게 됩니다. 위와 장에 과부하가 걸려 더 많은 에너지가 필요하게 됩니다. 발열작용과 염증 등으로 인해 더 뜨거워진 위는 냄새를 발생 시킵니다.

소화 기관인 위는 식도와 샘창자를 잇는 빈 주머니 입니다. 입과 식도를 거쳐 내려온 음식을 40분에서 수 시간 머물게 하고, 일부는 소화시켜 소장으로 보내는 역할을 합니다. 위는 소화작용과 함께 살균작용, 분해작용도 합니다. 음식이 위에 도착하면 단백질 분해효소인 펩신과 위산이 분비 됩니다. 위산은 유해 세균을 죽이고, 가스트린은 염산과 펩시노겐을 분비하게 해 위의 운동을 촉진 시킵니다.

위의 기능에 문제가 생기면 위염, 위궤양, 위암 등 다양한 질환에 노출될 수 있습니다. 위의 질환이 오래되면 구취로 이어집니다. 부패가 긴 시간 진행된 탓에 여느 구취보다 더 지독한 경향이 있습니다. 위장 기능이 약하면 부패된 가스가 위로 올라 갑니다. 한의학에서는 이를 열이 있고 습도가 높다는 의미인 위유습열(胃有濕熱) 또는 비위습열(脾胃濕熱)로 표현 합니다.

소화불량과 염증은 위에 열을 발생 시킵니다. 장이 음식을 소화시키려고 과부하가 걸리기 때문입니다. 근심과 스트레스도 잦으면 장부에 열이 나고, 입이 텁텁해집니다. 타액분비가 줄면서 혀의 건강도 악화 됩니다. 만성 소화 장애에 의한 구취가 나는 이유입니다. 위에 염증 등의 특별한 병증이 없는 신경성 소화불량도 입 냄새에서 자유롭지 못합니다. 음식을 먹으면 습관적으로 신물이 올라오는 위산역류는 시큼한 냄새가 납니다. 속쓰림, 위통, 트림도 비슷한 냄새를 수반 합니다.

위와 장의 열기는 구강 염증도 유발할 수도 있습니다. 구내염과 잇몸 질환 발생 가능성입니다. 이때는 구취가 더 심해집니다. 위의 열기가 배출과정에서 나는 입 냄새에 구강 질환에 의한 역겨운 냄새까지 더해지는 탓입니다. 이 경우 구강위생만을 철저히 한다고 입 냄새가 가시지는 않습니다. 위의 열을 내려야만 근본적인 치료가 가능 합니다.

반면 차가우면 냄새가 거의 나지 않습니다. 뜨거울 때에 비해 화학작용 여건이 좋지 않기 때문입니다. 화장실의 냄새를 제거하기 위해 얼음을 수북이 쌓아놓는 이유입니다. 동양의서에서 구취 치료를 위해 위의 열을 내리는 처방을 하는 근거입니다.

어혈과 혈전

사례 43세 남성입니다. 트림을 자주 하고 입 냄새가 나 한의원을 찾았습니다. 한의사는 어혈로 인한 구취라고 했습니다. 한의학에서 말하는 어혈이 무엇인가요?

김대복 한의학 박사 의견 먼저, 의견을 말씀 드립니다. 입 냄새의 원인은 생리적인 현상, 질환적 이유, 생활습관 요소로 살펴볼 수 있습니다. 질환을 일으키는 요인 중 하나가 어혈입니다. 어혈로 인한 소화기나 기관지 계통 또는 간이나 신장 등의 기능이 떨어지면 입 냄새가 발생할 수 있습니다.

어혈(瘀血)은 한의원에서 쉽게 듣는 용어입니다. 혈액의 순환이 잘 안 돼 특정 부위의 피가 혼탁해진 것입니다. 국소적으로 피의 흐름이 악화되면 모세혈관의 혈액순환도 장애가 생깁니다. 세포에 영양 공급이 원활하지 않고, 노폐물이 계속 쌓이면 조직이 파괴됩니다. 한의학 고유 용어인 어혈은 서양의학의 혈전(血栓)으로 볼 수 있습니다. 혈관속의 시한폭탄인 혈전은 혈관이나 심장에 생긴 혈액의 응어리 입니다. 혈액 성분이 지엽적으로 응고한 것으로 혈소판, 피브린, 적혈구 및 백혈구로 이루어집니다.

  신체 기능이 좋을 때는 혈액의 지속적 응고는 일어나지 않습니다. 그러나 혈관의 염증이나 손상, 동맥경화 등은 혈액의 정체를 불러 혈전의 원인이 됩니다. 심장 관상동맥이 막히면 심근경색, 뇌에서 혈액이 응고되면 뇌혈전입니다.

  피가 응고된 혈전은 한의학에서 볼 때 혈액의 점성이 높아지고, 탁한 어혈과 같은 맥락입니다. 어혈은 체온의 영향, 기의 약화, 외상 등이 원인으로 나타납니다. 몸이 차가우면 혈액 움직임이 좋지 않을 수 있고, 반대로 몸이 정상 온도 보다 높아도 진액이 말라 혈액순환에 부정적이게 됩니다.

  인체는 기의 흐름이 원활해야 기능이 정상 작동합니다. 약한 기는 혈액의 운동을 제대로 이끌 수 없습니다. 폐경(閉經), 한사(寒邪)로 기가 몰리는 것도 원인입니다. 또 타박상, 수술 등 외부의 자극에 의한 경우도 있습니다. 외상으로 인해 발생한 출혈, 특정 질환으로 인한 출혈 등으로 혈액순환이 교란돼 생깁니다.

  어혈은 동통, 출혈, 두통, 이명, 두근거림, 목마름, 피로, 변색 등 다양한 증상을 보입니다. 어혈로 인한 질환은 위장질환, 간기능 약화, 비장 기능 저하, 동맥경화증, 뇌출혈, 치루, 치질, 자궁근종, 신장염, 전립선 비대, 기관지염 등 소화기계, 기관지계, 비뇨기계 분야에서 전반적으로 나타납니다.

소화기계, 호흡기계, 간, 신장 등에서 어혈로 인해 독소가 쌓이면 몸이 처지고, 입에서 냄새를 풍깁니다. 어혈은 다양한 질병을 부르는데 그 중의 하나가 구취입니다. 입 냄새 치료는 먼저 어혈을 풀어주는 게 순서입니다. 한의사는 혈맥 소통, 어혈제거 방법으로 약침, 사혈, 탕약을 생각합니다.

 어혈을 제거하는 처방은 가미한소탕(加味寒少湯), 대효내보원(大效內補圓), 도씨당귀활혈탕(陶氏當歸活血湯), 서각지황탕C(犀角地黃湯), 궁궁보중탕(芎藭補中湯), 가감소자도인탕(加減蘇子桃仁湯) 등 수십 종류가 있습니다. 약재도 강황, 건칠, 삼릉 등 몇시종에 이릅니다. 어혈의 원인과 증상에 따라 처방은 가감됩니다.

담음과 습담

사례 ▶ 37세 여성입니다. 복통이 잦고 입 냄새도 있습니다. 한의원에서는 담음이 원인이라고 합니다. 담음이 무엇이고, 구취와는 어떤 관계가 있나요?

김대복 한의학 박사 의견 담음(痰飮)은 체내의 과잉된 진액이 여러 가지 원인으로 인해서 몰려 있거나 일정한 부위에서 스며 나오거나 분비되어 생기는 병증으로 묽은 가래, 찬가래인 음(飮)과 진한 가래, 더운 가래인 담(痰)이 합쳐서 이루어진 병증입니다.

먼저, 의견을 말씀 드립니다. 한의사로부터 아주 흔하게 듣는 용어가 담음(痰飮)입니다. 동의보감에서는 십병구담(十病九痰)이라고 했습니다. 질환 10개 중 9가지는 담(痰)에서 기인한다는 뜻입니다. 담음은 몸의 진액이 탁해진 것입니다. 탁한 진액은 쉽게 뭉쳐지고 체액순환에 지장을 줘 여러 질병을 일으킵니다. 소화기 계통의 담음은 입 냄새와 연관이 깊습니다.

음식을 섭취하면 각 기관과 조직에 흡수됩니다. 불필요한 찌꺼기는 배설됩니다. 그런데 피로, 영양과잉, 운동부족, 스트레스, 오염 등으로 인해 비생리적 체액이 혈액에 남으면 심장 등의 순환장애와 배설작용에 문제가 생길 수 있습니다. 담음 중 농도가 짙은 것을 담(痰), 농도가 낮은 것을 음(飮)이라고 합니다.

담음으로 인한 증상은 전신에 나타납니다. 관절의 진액 빈자리에 노폐물 담음이 차면 팔다리가 아프고, 소화기관에 영향을 미치면 위장장애가 있습니다. 동의보감은 담병으로 신허(腎虛)와 함께 풍담(風痰), 한담(寒痰), 습담(濕痰), 열담(熱痰), 울담(鬱痰), 기담(氣談), 식담(食談), 주담(酒痰), 경담(驚痰)을 제시했습니다.

이중에 입 냄새와의 연관성이 상대적으로 높은 게 습담(濕痰)입니다. 오랫동안 습탁(濕濁)이 고여 생기는 담증(痰證)입니다. 의학입문(醫學入門)에서는 '비(脾)에서 생긴 것은 대부분 팔다리가 나른하고 배가 아프다. 더부룩하고 설사를 하니 습담이다(生於脾, 多四肢倦怠, 或腹痛腫脹泄瀉, 名曰濕痰)'고 했습니다. 위에 습(濕)이 쌓이면 효소가 발효되는 듯한 후끈후끈한 열기인 위열과 담(痰)열이 생성돼 트림과 신물이 넘어올 수 있습니다.

또 담수(痰水)와 열이 서로 뒤엉킨 열담(熱痰)도 구취를 유발합니다. 화(火)의 기운 때문에 생긴 담으로 인해 목이 막히고, 얼굴이 화끈 달아오르고, 명치가 쓰리고, 가슴이 두근거리는 증상이 있습니다. 몸에는 허열이 있고, 음식을 잘 먹지 못해 입에서 쓴내가 나기도 합니다.

울담(鬱痰)은 화 기운의 담(火痰)이 심과 폐의 사이에 오랫동안 뭉쳐

있으면 뱉어내기 힘듭니다. 이로 인해 머리카락의 윤기가 없고, 안색이 마른 뼈처럼 희고 창백하며, 목과 입이 마르고, 기침을 하고, 숨이 찹니다.

이와 함께 매핵기로도 표현되는 기담(氣痰), 소화불량인 식담(食痰), 술독이 쌓인 주담(酒痰), 정신적으로 충격을 받은 경담(驚痰)도 구취와 직간접 연관성이 있습니다.

담음은 큰 틀로 보면 스트레스입니다. 목적 의식은 긴장을 유발하고, 긴장은 스트레스로 이어져 심장 등에 부담을 줍니다. 이 모습이 소화불량, 위산과다, 역류성식도염, 관절염 등 다양한 질환으로 표출됩니다.

치료의 큰 틀은 부담감, 스트레스에서 벗어나는 것입니다. 이를 바탕으로 현 증상과 발병원인을 파악해 처방을 합니다. 담음구토의 경우 비위(脾胃)의 기능장애로 담음痰飮)이 중초(中焦)에 몰려서 생깁니다. 중초는 명치부터 단전까지로 소화기관에 해당합니다. 식욕부진, 복통, 배뇨의 어려움 등이 나타나는데 비장을 보호하고 가래를 삭일 때는 궁출산(芎朮散), 비대한 체질은 이진탕(二陳湯)을 기본으로 체질과 증상을 고려해 처방합니다.

생리기간과 입 냄새

사례 35세 여성입니다. 평소 구취를 느끼지 못합니다. 그런데 생리 기간에는 입 냄새 불안이 있습니다. 월경 주기와 입 냄새가 관계가 있나요?

김대복 한의학 박사 의견 먼저, 의견을 말씀 드립니다. 일부 여성은 생리 기간에 입 냄새가 증가할 수도 있습니다. 그러나 특이한 경우가 아니라면 자연스럽게 사라지기에 크게 의식하지 않아도 됩니다.

여성의 생리는 달의 영향을 받습니다. 상당수 여성은 월경을 음력 1일에 시작 합니다. 배란기는 15일 전후입니다. 이 기간에는 임신 확률이 높아집니다. 성적 자극도 강한 편입니다. 자연의 빛에 크게 의지하던 옛사람일수록 보름달에 자극을 많이 받은 것으로 믿어집니다. 또 출산도 달의 인력과 무관하지는 않습니다.

이 같은 현상은 현대에도 흔적이 남아 있습니다. 뉴욕대의 월터 매니커박사는 뉴욕 시민 50만 명의 출생 기록을 분석 했습니다. 그 결과 출생률은 보름이 가장 높았고, 다음은 그 전날이었습니다. 보름달이 지면 출생률도 급감 했습니다. 이는 보름달의 인력(引力) 영향으로 보입니다. 바다의 조수간만 차를 유발하는 달의 인력은 인체에도 영향을 미칩니다.

일부 여성은 생리기간에 또 다른 신체 변화로 고민 합니다. 구취가 나타나는 것입니다. 연세대의 김인정 등은 여대생 19명에게서 배란이 구취에 미치는 영향을 조사 했습니다. 연구에서는 월경주기 동안 타액의 점조도는 황체기에 비하여 배란 시기에 감소되고, 휘발성황화합물은 월경주기 동안 유의미한 상관관계를 나타내는 것으로 확인 했습니다.

생리기간에 구취가 심해지는 여성은 휘발성황화합물(VSC)이 여느 때보다 2~4배 증가 합니다. 특히 배란기 전후 48시간이 심합니다. 원인은 난소에서 분비되는 호르몬 영향으로 점쳐지지만 정확한 인과관계의 단정은 어렵습니다. 그러나 달의 영향도 무관하지 않음은 짐작할 수 있습니다. 달의 차고 기울음은 월경주기, 성선자극, 뇌하수체, 시상하부, 송과선 등의 기능과 연관이 있기 때문입니다.

한의학에서는 질병 치료를 달의 움직임과 연동 했습니다. 황제내경 소문에서는 '월시생(月始生), 즉혈기시정(則血氣始精), 위기시행(衛氣始行); 월곽만(月郭滿), 즉혈기실(則血氣實), 기육견(肌肉堅); 월곽공(月郭空), 즉기육감(則肌肉減), 경락허(經絡虛), 위기거(衛氣去), 형독거(形獨居). 시이인천시이조혈기야(是以因 天時而調血氣也). 시이천한무자(是以天寒無刺), 천온무의(天溫無疑). 월생무사(月生無瀉), 월만무보(月滿無補), 월곽공무치(月郭空無治), 시위득 시이조지(是謂得時而調之)'로 표현 했습니다.

풀이하면 다음과 같습니다. '기와 혈은 초승달부터 순행하여 위기가 잘 통하고, 보름달에는 기와 혈이 충만하고, 근육도 튼튼하다. 그믐달에는 근육허약, 경락 공허로 인체가 약해진다. 침을 쓸 때는 하늘의 기운에 따라 기와 혈을 조절한다. 천기 한랭에는 침을 삼가고, 천기 온난 시 시침한다. 초승달에는 사법(瀉法)을, 보름달에는 보법(補法)을 금한다. 그믐달에는 아예 치료를 하지 않는다. 천기의 변화에 순응한 치료를 한다.'

한의학에서는 생리기간 입 냄새를 자궁을 보하고, 어혈을 풀어주어 치료 합니다. 기의 불균형, 각 장기의 순환장애 등도 확인 합니다. 또 생리의 영향으로 위나 장, 또는 호흡기 등의 약화에 따른 진단도 병행해 개인별 맞춤 처방을 합니다. 막힌 것은 풀고, 부족함은 채우는 처방으로 탕약, 침구 치료 등을 합니다.

담적과 구강 건조증

사례 40세 여성입니다. 입안이 습관적으로 마르고, 단 내가 납니다. 한의원에서 담적으로 인한 구강건조증과 입 냄새를 이야기 합니다. 담적이 무엇인가요?

김대복 한의학 박사 의견 먼저, 의견을 말씀 드립니다. 입이 마르면 백태가 끼고, 냄새가 날 수 있습니다. 구취를 유발하는 입안의 건조는 위장, 비강의 담적이 원인인 경우도 있습니다.

담적은 음식 노폐물로 인해 생긴 담 독소가 생기고 자율신경 실조로 인해 위장이 굳어지는 현상입니다. 담적은 기질적 이상이 아닌 기능 이상입니다. 소화불량 등이 오랜 기간 지속되는 상태입니다. 담(痰)은 정상 순환을 하지 못한 진액이 탁하고 걸쭉하게 변화된 병리물질입니다. 기침을 해도 잘 뱉어지지 않고, 두통이나 흉통, 가슴 답답함이 나타납니다.

구강 건조증은 침이 부족해 입안이 마르는 것입니다. 건강한 사람은 하루 1,000~1,500ml 정도의 타액이 분비됩니다. 구강에서 자정작용, 윤활작용을 하는 타액이 적게 분비되면 구강점막의 감염, 혀 가장자리의 염증, 충치, 구강작열감증후군 발생 가능성이 있습니다. 원인은 면역력 저하, 노화, 과로, 스트레스, 비타민 부족 등 다양합니다. 한의학에서는 입 마름 원인을 담적(痰積)에서 찾기도 합니다.

소화불량의 지속으로 위나 장에 발생한 담적은 식도를 타고 올라와 혀에 설태를 만들고 입안을 마르게 합니다. 비강인 코에 담적이 생기면 입으로 숨 쉬게 돼 구강건조를 야기 합니다.

청나라의 의서인 의편(醫編)에서는 '담적은 나무처럼 뻣뻣하고, 어지럽고, 막히고, 답답하고, 조잡하다. 평소 담이 많은 사람에게 일어난다.(痰積, 證見麻木眩暈, 痞悶嘈雜, 其人平素多痰)'고 설명했습니다.

금나라 의서인 유문사친(儒門事親)은 '습담(濕痰)이 가슴에 응결되어 발생하는 적증(積證)'으로 표현했습니다.

담 주변에 탁한 혈액, 무기질 등이 만나 조직을 굳게 하는데, 이 같은 독소가 근육에 침투하면 담 결림, 혈관에 끼면 동맥경화, 심장에 영향을 주면 심근경색 등의 조직 변성을 유발할 수도 있습니다.

담적은 소화증상과 전신증상으로 나뉩니다. 소화증상은 소화불량, 트림, 더부룩한 느낌, 포만감, 구토 등이 있습니다. 전신증상은 두통, 어지러움, 만성피로, 결림, 복부비만, 자궁근종 등 다양하게 나타납니다.

여러 처방에도 불구하고 소화장애가 개선되지 않고 뭉친 느낌이 계속되는 소화기 담적의 경우 가래를 삭이면서 폐기(肺氣)를 고르게 하는 처방이 좋습니다. 또 걸죽해진 담을 묽게 해 위장과 혈액의 운동성을 높이는 처방을 합니다. 소화액 분비가 촉진되면 위장기능이 개선돼 메스껍고 답답한 증상들이 개선됩니다. 소화기나 전신적 질환도 사라지게 됩니다. 주된 처방은 도담탕(導痰湯), 죽력달담환(竹瀝達痰丸), 화견탕(化堅湯), 봉강환(蜂殭丸), 백나각환(白螺殼丸) 등을 들 수 있습니다.

다만 담적도 체질과 증상에 따라 사용 약재가 다르고 치료 과정도 차이가 납니다. 전반적으로 기혈의 순환을 촉진하는 뜸, 침, 탕약이 쓰이지만 독소 배출이 관건입니다.

설태와 실유두

사례 32세 남성입니다. 입 마름이 잦고, 혀에 하얀 태가 많이 낍니다. 양치를 열심히 해도 하루 이틀 지나면 두터워집니다. 이로 인해 입 냄새도 심한 편입니다. 설태로 인한 구취에서 벗어나는 방법이 있나요?

김대복 한의학 박사 의견 먼저, 의견을 말씀드립니다. 설태는 구취의 원인입니다. 설태가 잘 제거되지 않는 경우는 실유두의 증식 가능성이 있습니다. 혀에는 가느다란 모양의 점박돌기인 유두가 있습니다. 0.5mm 내외인 실유두가 탈락되지 않고 길게 자라면 이물질이 쌓이고 각질화됩니다. 실유두 증식에 의한 설태는 칫솔질을 잘 해도 쉽게 없어지지 않습니다.

한의학에서는 설태 제거를 위해 비(脾)를 튼튼하게 하고 습(濕)을 내리는 건비이습(健脾利濕) 처방을 합니다. 건비이습 약재는 백복령, 율무, 반하, 후박, 흰여뀌 등 다양합니다. 설태가 두꺼우면 입 마름도 심하기에 침 분비 촉진 약재를 같이 사용합니다. 이와 함께 설태의 원인이 구강인지, 기관지인지, 소화기인지 등을 진단해 개인체질에 맞는 근본적 치료 처방을 합니다.

　설태는 혀의 표면이 흰색, 회색, 누런색, 검은색 등으로 변해 털이 난 것처럼 보이는 증상입니다. 건강한 혀는 옅고 선명한 분홍색이 일반적입니다. 설태의 원인은 음식 잔해물, 구강에서 탈락한 상피세포, 약물, 세균, 곰팡이, 질병 등입니다. 혀의 표면에 백혈구, 혐기성의 박테리아 등이 쌓이면서 구취도 유발 됩니다.

　설태는 몸 안의 여러 장부의 건강과 밀접한 관계에 있습니다. 한의학에서 설상(舌象)은 면상(面象), 맥상(脈象), 증상(證象)과 함께 사상진단의 기초가 됩니다. 설상은 설질(舌質)과 설태(舌苔)를 의미합니다. 장부 기혈은 모두 혀에 영향을 주기에 병변을 감지할 수 있습니다. 몸이 차면 백태가 생성되는 데 장에 가스가 차고 인체에 피로물질이 많습니다. 누런 황태도 건강에 좋지 않은데, 검은 설태는 오장육부 기능이 크게 떨어진 것으로 해석합니다.

　또 설태로 위장의 건강도를 유추할 수 있습니다. 소화불량 등으로 위장(胃腸)에 습열(濕熱)이 있으면 혀의 백태와 함께 갈증, 가래 등의 증상이 나타납니다. 위장 습열은 위와 장의 기능이 저하돼 염증, 담음, 대사불량 등을 보입니다. 위장에서 정상적으로 소화되지 못한 음식물은 오랜 기간 머물게 됩니다. 이때 생긴 습이 식도로 올라와 설태를 만들고, 혈액으로 들어가 입 냄새를 일으킵니다. 음주로 인한 습열도 음식물과 원리는 같습니다. 이 경우 위장의 습을 제거하면 설태가 개선돼 입 냄새도 사라집니다.

처방은 설태의 원인에 따라 궁지고, 가감감로음, 가감사백산 등을 합니다. 귤껍질을 끓인 차를 하루 여러 차례 마시는 민간요법도 효과가 좋은 편입니다.

헤르페스와 붉은 입술

사례 40세 여성입니다. 입술이 여느 사람에 비해 붉은 편인데, 입 마름이 심합니다. 봄과 가을에는 심하게 입술이 자주 트고 갈라집니다. 간혹 구취 증세도 있습니다. 약국에서는 헤르페스 바이러스가 원인이라고 합니다. 그런데 해마다 반복되기에 많이 불편합니다.

김대복 한의학 박사 의견 먼저, 의견을 말씀 드립니다. 헤르페스는 작은 수포가 생기는 급성 염증성 피부질환입니다. 구취와는 관련이 낮습니다. 질문으로 보면 위장이나 비장의 기능저하로 인한 입술 갈라짐과 트임 증세에다 헤르페스 감염이 겹쳤을 가능성이 있습니다. 헤르페스는 면역력이 저하될 때 감염됩니다.

한의학에서 입술은 위장과 비장의 영향을 받는 것으로 봅니다. 붉은 입술은 질환이나 소화불량 등에 의한 위의 화(火) 축적 가능성을 의미합니다. 소화불량의 지속 또는 질환으로 인해 위장에 담적(痰積)이 생기면 열이 돼 식도를 타고 구강으로 올라옵니다. 입술이 붉어지고, 혀에 설태가 생기고, 입안이 마르고, 입술이 트는 원인입니다. 비강인 코에 담적이 생기면 입으로 숨 쉬게 돼 구강건조를 야기 합니다. 담적은 노폐물로 인해 생긴 담 독소가 생기고 자율신경 실조로 인해 위장이 굳어지는 현상입니다. 또 입 마름과 피로는 간에 무리가 갔을 때도 보입니다.

한의사는 윗입술로 비장의 건강을, 아랫입술로 위장 건강 진단 단초를 삼기도 합니다. 반복적인 입 마름과 입술의 갈라짐은 위장과 비장의 기능 약화를 의심할 수 있습니다. 비장의 기능이 떨어지면 피로와 함께 면역력이 저하돼 헤르페스 바이러스의 활성 여건을 좋게 합니다. 자궁이나 방광의 여성 질환도 입 주변에 탁한 색을 띄며 염증을 일으킬 수 있습니다.

그러나 헤르페스는 붉은 입술과는 연관이 없습니다. 헤르페스는 손상된 피부에 바이러스가 감염돼 일어납니다. 신경 세포에 침투해 잠복한 바이러스는 평소에는 활동하지 않습니다. 소화불량, 질환, 스트레스 등으로 면역력이 떨어지면 활성화돼 입술과 성기 주변에 수포를 발생시키는 헤르페스는 구내염, 발열 등의 원인이 됩니다.

이로 인해 구취가 유발될 수도 있으나 현실성은 극히 낮습니다. 입 냄새는 소화기내과나 이비인후과 질환 또는 구강질환이 장기화됐을 때 생기는 게 일반적입니다. 헤르페스로 인한 구취는 발생해도 일시적입니다.

결론입니다. 입술의 갈라짐과 입 마름에 의한 구취는 위장과 비장의 건강도와 관련이 깊습니다. 또 비장의 약화는 헤르페스 바이러스 감염 우려를 높입니다. 위장과 비장, 간을 튼튼하게 하는 방법은 충분한 영양섭취와 휴식 그리고 규칙적 운동입니다. 좋은 식품이나 약재는 육류, 생선, 우유, 달걀, 비타민, 홍삼, 인삼, 황기, 당귀 등입니다. 또 체질과 증상에 맞게 면역력 증강 맞춤형 탕약을 복용하면 입 질환과 구취에서 빠르게 벗어날 수 있습니다.

출산과 산후조리

사례 35세 여성입니다. 둘째 아이를 출산한 뒤 입 냄새가 생겼습니다. 단순히 며칠 지나면 괜찮을 것으로 생각했는데 3개월 동안 구취가 있습니다. 원인과 치료법이 궁금합니다.

김대복 한의학 박사 의견 먼저, 의견을 말씀 드립니다. 출산 직후에는 몸의 기능이 많이 떨어진 상태입니다. 출산 후 몸은 약 100일 동안 빠르게 회복됩니다. 그러나 충분히 쉬지 못한 경우, 몸이 회복되지 않은 상태에서 육아와 일을 하면 신체에 무리가 갈 수 있습니다. 다양한 몸의 변화 중 하나로 구취가 날 수 있습니다. 구취의 원인은 잇몸질환에서부터 호흡기, 순환기, 소화기 등 여러 가지입니다. 산후 입 냄새는 원인을 제대로 진단하면 비교적 쉽게 치료 됩니다.

출산 후에는 몸이 약해진 상태라 스트레스, 호르몬 변화에 예민할 수 있습니다. 관절과 인대의 이완, 부종, 요통, 목 통증, 탈모, 면역력 저하 등이 빈발하는 이유입니다. 출산 직후의 입 냄새는 수술과 분만 후 목욕과 양치의 어려움과도 연관 있습니다. 또 구강 위생도 임신 전에 비하면 약화된 상태입니다. 이 같은 원인은 시간이 지나면서 개선되기에 큰 문제는 되지 않습니다.

다만 구강질환이나 신체 부위의 기능저하가 원인이라면 적극적으로 치료를 해야 합니다. 한의학에서는 출산 후 입 마름과 쓴 맛, 단 맛과 함께 나는 입 냄새를 오장육부 기능과 연관해 파악합니다. 산후 몸이 제대로 회복되지 않은 경우 오장육부의 기능이 저하돼 입 냄새를 유발할 수 있습니다.

이 경우 충분한 영양식과 함께 전신의 기화와 혈을 보해주는 처방이 필요합니다. 기름진 음식과 밀가루 식품도 자제하는 게 좋습니다. 산후 입 냄새는 신체 기능 저하가 대부분이기에 면역력을 키워주는 처방으로도 개선됩니다. 그러나 비염, 식도염 등의 특정질환에 의한 구취는 원인해소와 함께 몸을 보호하는 처방을 해야 합니다.

여성의 구취는 임신과 밀접합니다. 임신을 하면 영양분이 태아에게 집중 공급됩니다. 임산부는 진액이 기혈과 진액이 부족할 가능성이 높아집니다. 또 월경이 끊기면서 침의 분비도 적어집니다. 여성 호르몬 생성 비율 변화로 침과 연관 있는 에스트로젠이 줄기 때문입니다. 구강의 윤활유 역할을 하는 침의 분비가 줄면 냄새를 일으키는 휘발성 황화합물의 농도가 짙어집니다.

이로 인해 임신 중에는 약간의 입 냄새는 감안해야 합니다. 출산을 하면 몸이 정상기능을 찾아갑니다. 따라서 서서히 입 냄새도 사라지는 게 자연스럽습니다. 그러나 몇 달 동안 계속된다면 산후 관리 소홀에 따른 오장육부의 이상, 질환발생 등을 염두에 두어야 합니다.

이제마의 사상체질(四象體質)로 보는 입 냄새

사례 45세 여성입니다. 저는 오랜 기간 소화불량으로 고생하고 있습니다. 트림을 자주 하고, 입 냄새도 나는 것 같습니다. 한의원에서는 저에게 소음인이라고 합니다. 소음인은 입 냄새에 약한가요?

김대복 한의학 박사 의견 먼저, 의견을 말씀 드립니다. 체질에 따라 질환은 약간 차이가 납니다. 입 냄새 요인은 다양합니다. 소음인은 소화기 계통이 약할 가능성이 있습니다. 따라서 소음인이 구취에 약하다는 표현은 일부는 맞고, 일부는 맞지 않습니다.

한의학 이론 중 하나가 사상체질(四象體質)입니다. 이제마는 1894년에 오장육부의 크고 작음을 기준삼아 사람을 네 가지 유형으로 나눴습니다. 폐(肺)가 크고 간(肝)이 작은 태양인, 간이 크고 폐가 작은 태음인, 비(脾)가 크고 신(腎)이 작은 소양인, 신이 크고 비가 작은 소음인입니다. 이제마는 4가지 체질 특성에 따른 육체와 정신의 조화로운 진단과 치료 방향을 제시했습니다.

사상체질은 세 가지 원리가 있습니다. 하나는 유전성입니다. 외모, 성품, 질병이 부모와 유사하다는 것입니다. 또 하나는 심리성입니다. 마음이 체질과 밀접하다는 것입니다. 마지막으로 체질론입니다. 사람마다 특징이 다릅니다. 따라서 같은 질병도 사람마다 접근하는 방법이 달라야 치료 효과를 높일 수 있습니다.

입 냄새와 연관된 각 체질의 특성입니다.

태양인은 선천적으로 간이 약하고, 가슴 두근거림, 수면장애 가능성이 있습니다. 또 강하게 태어난 폐의 기능이 떨어지면 급격하게 건강이 악화되는 스타일입니다. 식도에 열도 많습니다. 간의 기능약화, 식도열로 인한 구토 등은 구취에 약한 모습입니다.

태음인은 폐에 진액이 부족하고, 기관지, 코가 약합니다. 호흡기 질환에 자주 걸리는 탓에 인후염, 편도선염도 많이 발생합니다. 기관지와 부비동염 등의 이비인후과 질환은 구취의 취약 조건입니다. 간열에 의해 구강건조와 구강염증 발생 가능성도 있습니다.

소양인은 신장이 약하고, 위와 비장에 열이 많습니다. 그 열기(火)가 위에서 식도를 타고 입으로 솟을 수 있습니다. 또 잇몸질환에 약합니다. 구강에 염증이 쉽게 생기는 특성은 입 냄새에서 자유롭지 못한 체질임을 말합니다. 가슴의 열기로 늘 입술이 부르트는 경향이 있습니다.

소음인은 기혈(氣血)이 허(虛)하기에 몸이 차갑습니다. 이로 인해 부스럼이 잦고, 입술도 마르는 편입니다. 위와 비장의 기능이 떨어지고, 소화기가 약할 수 있습니다. 이는 음식물을 제대로 소화시키지 못하는 원인입니다. 이 경우 위와 장의 가스가 식도를 통해 배출 될 수 있습니다.

　이상으로 볼 때 구취는 모든 유형의 체질에서 고루 발생합니다. 구취의 원인 질환은 다양합니다. 각 체질마다 약한 질환이 있습니다. 특정 체질이 입 냄새에 강하고, 약한 지는 않습니다. 또 구취는 체질에 따른 처방을 할 때 효과적으로 치료될 수 있습니다.

아침과 저녁 구취 예방법

사례 33세 여성입니다. 아침에 일어나면 입이 마르고, 냄새가 납니다. 모든 사람이 아침에는 입이 텁텁하겠지만 저는 더 심합니다. 몸은 뚱뚱한 편입니다. 아침 입 냄새 예방법을 알고 싶습니다.

김대복 한의학 박사 의견 먼저, 의견을 말씀 드립니다. 잠자고 일어난 아침에 약간의 입 냄새는 자연스런 현상입니다. 입안을 청결하게 하는 가장 큰 원동력은 타액입니다. 수면 중에는 타액의 분비가 줄어듭니다. 구강의 침이 적으면 박테리아 증식이 잘 돼 구취가 생깁니다.

구취의 원인은 생리적 현상과 질환으로 구분할 수 있습니다. 살아있는 생명체는 대사 과정에서 미세한 냄새가 불가피 합니다. 그러나 극히 미미하기에 불편함을 느끼지 못하고, 시간이 지나면 금세 사라집니다. 질환으로 인한 입 냄새는 다양합니다. 구강질환, 코의 질환, 목과 혀의 질환, 호흡기 질환, 순환기 질환, 간과 폐의 이상 등입니다.

생리현상 구취는 타액과 관계가 깊습니다. 사람은 하루에 1리터 이상의 침을 분비합니다. 타액은 끈적한 무색 액체로 99% 이상이 수분이고,

1% 미만의 다양한 무기물이 들어 있습니다.

침은 건강지킴이입니다. 구취 억제와 함께 소화력 증진, 항균력 강화, 치아보호, 식도보호, 활성산소 제거 등을 합니다.

이 같은 침의 분비량은 음식섭취, 나이, 성별, 빛 등의 영향을 받습니다. 침이 가장 많이 나오는 시기는 음식을 먹을 때입니다. 침 분비가 가장 적은 시간은 잠을 잘 때입니다. 수면 중에는 타액 분비가 적어 입 안에서의 침 흐름이 원활하지 않습니다. 그 결과 구강에 박테리아가 급증해 눈을 뜬 아침에는 구취를 느끼게 됩니다.

아침의 구취는 식사를 하고, 양치를 하면서 해소됩니다. 입 안과 오장육부의 휘발성황화합물이 대부분 씻겨 나가기 때문입니다. 만약 아침 식사를 하지 않고, 물도 마시지 않는다면 구취가 계속될 가능성이 있습니다.

또 일상이 마무리 되는 저녁 무렵에도 구취가 심할 수 있습니다. 종일 종종거리며 일하고, 대화 하고, 커피를 마시다 보면 입안이 마르게 됩니다. 직장인 일부가 오후 3~4시에 입 냄새를 의식하는 이유입니다. 아침에 나는 입 냄새는 전날 밤 생활습관 개선으로 상당부분 줄일 수 있습니다.

가장 간단한 방법은 수분 섭취입니다. 물을 마시면 입안이 촉촉해집니다. 수분이 잠든 동안에도 상당시간 유지가 됩니다. 입안이 마르면 항균력도 떨어져 세균이 번식하기 쉽습니다. 수분 보충은 물을 마시거나 소금물 가글로 해야 합니다. 탄산음료, 커피, 당분이 많은 음료수를 마시면 오히려 구취유발에 좋은 여건을 제공하는 것입니다.

다음으로 치아를 청결하게 합니다. 양치를 해도 음식물 찌꺼기가 남을 수 있습니다. 이는 세균의 좋은 먹이입니다. 치실을 사용하면 음식물 찌꺼기 제거, 플라그 제거로 치아를 보다 깨끗하게 할 수 있습니다. 구취와 충치예방에 효과적입니다. 또 혀를 청소합니다. 혀에 낀 설태는 냄새를 유발할 수 있습니다. 양치를 하면서 혀에 침착된 죽은 세포, 세균, 이물질을 제거합니다.

또한 섬유질 음식 섭취도 권장 사항입니다. 과일이나 야채 등의 섬유질 식품은 자연스럽게 플라그와 설태를 닦아내는 데 도움이 됩니다. 또 타액의 분비도 촉진해 구취 예방에 아주 효과적입니다.

그런데 무엇보다 중요한 것은 잠들기 전에 음식을 자제하는 것입니다. 특히 동물성 고단백식품과 주류, 자극이 강한 마늘, 양파 등의 음식은 피해야 합니다. 잠들기 전의 음식섭취는 소화기능도 떨어뜨려 입 냄새의 간접원인이 될 수도 있습니다. 야식을 즐기는 사람은 비만 확률이 높습니다. 비만인 중 일부가 아침에 구취를 호소하는 것은 전날 밤 야식과의 관계도 있습니다.

코골이와 입 호흡

사례 45세 여성입니다. 고등학교 3학년 아들이 입을 벌리고 잡니다. 피곤할 때는 코를 고는데, 몇 달 전부터는 입 냄새도 가끔 납니다. 코골이와 입 호흡이 구취와 어떤 연관이 있나요?

김대복 한의학 박사 의견 먼저, 의견을 말씀 드립니다. 입으로 숨을 쉬는 입 호흡과 수면 중 코를 고는 코골이는 입 냄새와 밀접합니다. 코골이는 잠잘 때 좁아진 기도로 공기가 힘겹게 지나가면서 나는 잡음입니다. 코로 숨 쉬는 게 버거울 때는 입으로 호흡하게 됩니다.

입 호흡과 코골이가 심하면 수면 중 숨이 잠시 중단되는 수면무호흡증도 일어날 수 있습니다. 코골이가 지속되면 폐의 신선한 공기 보충에 지장이 생깁니다. 이때 뇌가 발령하는 위기경보가 일시적 수면무호흡입니다. 숨이 중지됐다가 큰 숨을 몰아쉬는 호흡입니다.

구취의 대표 원인이 입 마름입니다. 입 호흡과 코골이는 흡연과 함께 입 안의 침을 마르게 해 구강건조를 일으킵니다. 입 호흡 때는 외부공기가 여과없이 기관지로 들어오기에 입안과 목에 염증 발생 가능성이 높습니다. 인체의 1차 숨길인 코의 기능인 미세먼지와 바이러스 제거, 공기의 온도와 습도조절이 생략되기 때문입니다. 면역력이 떨어지고, 부비동염과 비염 등은 악화돼 구취가 심해집니다. 입호흡은 소화불량성 위식도 역류현상도 일으킵니다.

입 호흡 원인은 부비동염, 비염, 콧대의 휨 등 코의 질환, 구강의 구조에 영향을 많이 받습니다. 코 질환에 시달리는 사람에게는 입호흡, 수면무호흡, 코골이도 수반되기도 합니다. 이 경우 산소 부족으로 만성피로와 눈 밑의 다크서클이 나타납니다. 긴장 때도 빠른 호흡을 하게 돼 입으로 숨을 쉴 수 있습니다. 어린 시절의 입호흡은 치아의 부정교합, 주걱턱 같은 얼굴 비대칭이 원인도 됩니다.

입 냄새 외에도 기관지염, 천식, 만성 폐쇄성폐질환(COPD) 등을 악화시키는 입호흡은 임시방편으로는 콧속을 넓혀주는 노즈리프트나 입이 열리지 않게 하는 입술테이프를 사용 합니다. 그러나 재발을 없애려면 근본원인인 콧대의 휨, 비염, 부비동염 등을 치료해야 합니다. 이 경우 수면무호흡증이나 코골이 등도 해소되는 경우가 많습니다.

인간의 노화와 입 냄새

사례 25세 여성입니다. 입 냄새는 긍정적인 사고나 운동을 하면 완화된다고 들었습니다. 이 현상이 가능한 원리는 무엇인가요?

김대복 한의학 박사 의견 먼저, 의견을 말씀드립니다. 입 냄새, 몸 냄새의 원인 중 하나는 노화입니다. 신진대사가 원활하지 않으면 노화되고, 각종 질병에서 자유롭지 못합니다. 신체 세포의 노화를 지연하는 방법으로 웃음, 운동, 섭생개선, 스트레스 해소 등 긍정적 사고와 행동을 들 수 있습니다.

인간의 노화 진행 시기와 수명은 대략 정해져 있습니다. 노화는 성장이 멈추는 순간부터 시작된다. 대략 20세 안팎이면 성장이 끝납니다. 자연수명은 120세가 다수설입니다.

노화와 수명의 비밀은 텔로미어 시계에 있습니다. 염색체의 안정성을 추구하는 특수한 운명의 생체시계인 텔로미어는 유전학자 뮬러(Muller)가 1930년대에 발견했습니다. 끝을 뜻하는 텔로(telo)와 부분을 의미하는 미어(mere)가 합성된 희랍어 텔로미어는 DNA가 서로 결합하는 것을 막습니다.

인간 세포의 텔로미어는 TTAGGG의 염기 서열이 있습니다. 건강한 세포는 약 1,000개의 염기 서열이 있습니다. 세포 분열할 때마다 염기는 10~20개씩 소실됩니다. 이때 텔로미어와 염색체도 손상돼 노화됩니다. 인체 세포는 100번 가깝게 분열합니다. 각 세포 분열은 피부가 2~4주, 혈액이 3~4개월, 간이 1~2년, 모발이 3~8년, 뼈가 10년, 근육이 15년 정도입니다. 뇌세포. 심장세포, 안구세포는 성장이 멈추면 더 이상 증식되지 않습니다. 나이 들면 노안, 알츠하이머 질환이 오는 이유입니다.

쉼 없이 분열하던 세포 활동이 멈추면 수명을 다하게 됩니다. 중년인 40대 무렵부터는 세포 손상 속도를 복구 속도가 따르지 못합니다. 신진대사 기능저하. 면역력 저하, 호르몬 분비 감소, 내분비기능 저하, 순환기능 감퇴 등이 두드러집니다. 40~50대가 되면 청년기와는 달리 몸 냄새, 입 냄새 가능성이 높아지는 이유입니다. 세포 노화에 따른 기능 저하는 직접적인 냄새를 유발하고, 질병에 의한 간접 냄새도 날 수 있습니다.

세포분열이 계속될수록 텔로미어가 짧아지고, 결국에는, 세포복제는 멈춘다. 텔로미어가 짧아지는 것을 방지하는 게 텔로머라이제(Telomerase) 효소입니다. 이를 활성화시키면 이론적으로는 노화를 지연시킬 수 있습니다.

현실 속에서는 텔로미어를 짧게 하는 요인을 최대한 억제하는 게 방법입니다. 노화를 일으켜 텔로미어를 닳게 하는 대표 요인이 스트레스, 염증, 산화, 당화반응, 비정상 메틸화입니다. 이에 대한 대처는 웃음의 생활화, 긍정적인 사고, 식습관 개선, 운동 등입니다. 운동 중에서도 극한 상황과 가벼움이 오가는 달리기, 조깅, 수영, 웨이트 트레이닝 등이 텔로미어 손상을 지연시키는 데 좋습니다. 구취, 체취 감소에도 마찬가지로 음식조절, 운동, 스트레스 제거, 긍정사고 등이 유용합니다.

구취의 제1원인은 타액

사례 30세 여성입니다. 언제나 입 마름이 심합니다. 특히 술을 마시거나 커피를 몇 잔 마신 다음 날에는 입안 건조가 심합니다. 침이 없는 입안은 쓴 내가 종종 납니다. 타액과 입 냄새 관계가 궁금합니다.

김대복 한의학 박사 의견 먼저, 의견을 말씀드립니다. 입 냄새 진료 때 가장 먼저 확인하는 게 타액 분비량입니다. 서양의학을 공부한 의사도, 동양의술에 정진한 한의사도 마찬가지입니다. 동서의학 공히 타액을 구취의 제1요소로 본다. 구취인의 상당수는 '입이 마르다'는 표현을 합니다. 침은 입 냄새를 제거하는 주 기능과 함께 구취를 유발하는 역기능도 있습니다. 맑은 침은 혀와 입안의 점막 보호, 소화작용, 구강청소, 면역작용, 항균작용 등으로 입안을 청결하게 합니다. 구취 가능성을 줄이고, 입 냄새도 사라지게 합니다.

그러나 구취를 의식해 뮤신 등의 끈적임 강한 점액성분 타액을 입안에 오래 머금으면 냄새를 더 키울 수도 있습니다. 말을 할 때 진한 타액이 입가에 모여 거품도 일 수 있습니다. 종종 오랜 시간 물을 마시지 않고 강연하는 연사의 입에 거품이 이는 까닭입니다. 이는 입안의 맑은 침은 사라지고 끈적이는 타액만 남은 탓입니다. 구취를 해소하기 위해서는 맑은 침을 분비시켜야 합니다.

침은 인체 기능 최적화를 위한 필수 물질입니다. 하루 24시간 분비되는 양은 1000~1500ml입니다. 1분에 1ml 정도 생성되는 데 99% 이상이 수분입니다. 1% 미만의 다양한 무기질 성분이 포함돼 있습니다. 침 분비속도는 음식 섭취 때 가장 왕성합니다. 전반적으로 자율신경의 자극을 받을 때가 그렇지 않을 때에 10~20배 많이 분비됩니다.

타액 분비가 적으면 입 냄새가 유발 되는 이유는 크게 구강건조, 세균 증식, 소화불량으로 나눌 수 있습니다. 먼저, 맑은 침은 입안에서 자유롭게 흐르고 이동합니다. 반면 타액이 부족해 진한 침으로 남으면 흐르지 못합니다. 입안을 세척할 수 없으므로 구강은 더욱 건조해집니다.

둘째, 항균작용이 떨어져 세균이 증식합니다. 입안이 건조하면 세균이 서식하기 좋은 여건이 됩니다. 타액에는 면역글로블린 A(IgA), 락토페린(lactoferrin), 리소자임(lysozyme), 페록시다아제(peroxidase) 등의 항균물질이 포함돼 있습니다. 항균물질이 함유된 침이 부족하면 건조한 입안은 바이러스 천국으로 변하게 됩니다.

셋째, 소화액 감소로 인한 위장기능 약화입니다. 음식을 생각하면 침이 분비 됩니다. 타액에는 소화효소 알파 아밀라아제(α-amylase) 단백질이 있습니다. 탄수화물 소화에 큰 역할을 하는 아말라아제는 하루에 약 1.6mg 생성됩니다. 인체에 필요한 양의 40%가 침샘에서 만들어집니다. 침의 분비가 적으면 소화력에 지장이 생기게 됩니다.

침을 한의학에서는 진액(津液)으로 설명합니다. 진액은 생명유지에 필요한 모든 수액입니다. 진(津)은 묽으며 유동성이 크고, 자윤작용(滋潤作用)을 하는 땀, 눈물, 수분 등입니다. 액(液)은 걸쭉하며 유동성이 작고, 기관을 매끄럽게 하는 점액, 골수 입니다. 음식섭취를 하면 수분이 위장을 지나는 동안 진과 액으로 바뀝니다. 그렇기에 진액인 땀, 침, 담즙, 눈물 등에 많은 수분이 함유돼 있습니다.

동양의서인 황제내경에서는 진액의 생리적 과정을 설명했습니다. '음식을 섭취하면 위(胃)와 비(脾)에서 영양 물질을 온 몸에 공급한다. 이때 정화 물질이 폐로 올라간다. 폐가 내린 물기운(水氣) 성분이 혈관(水道)을 통해 진액을 전신으로 운송한다. 방광(肪胱)을 거쳐 몸의 노폐물을 배출한다.'

인간 생리현상의 핵심인 침은 부수적으로 입 냄새에 관여합니다. 사람은 나이 들면 모든 기능이 떨어집니다. 침 분비도 줍니다. 장년일 때 하루에 1000~1500ml 분비되던 타액이 70대가 되면 1/3 수준인 500ml 안팎으로 급감 합니다. 노인의 입에서 냄새가 날 가능성은 젊은 세대보다 3배나 높은 이유다. 노인은 침뿐만 아니라 모든 진액 분비가 감소됩니다. 한의학에서는 신장기능 강화로 진액 활성화를 꾀합니다. 신장을 보하는 처방을 하면 입 마름에 의한 노인성 구취도 많이 좋아집니다.

노인성 구취와 생활습관

사례 65세 남성입니다. 나이가 들면서 입이 마르고 몸에서 냄새가 납니다. 주위에서는 노인성 냄새라고 합니다. 입 냄새와 체취를 적게 하는 생활습관이 궁금합니다.

김대복 한의학 박사 의견 먼저, 의견을 말씀드립니다. 중년 이후 세대에서 나는 독특한 냄새가 노인성 체취입니다. 신체 노화로 인한 신진대사 능력 감소, 노폐물 분해력 저하 등과 함께 점점 많아지는 노넨알디하이드(Nonenaldehyde)가 주범입니다. 피지의 지방산이 산화되는 과정에서 발생하는 노넨알디하이드가 모공 속에 쌓이고 부패해 냄새를 풍깁니다. 요실금이나 변실금도 노인성 냄새의 원인입니다. 또 적게 분비되는 침, 구강 건조증, 약물 복용 등도 구취의 원인입니다. 청장년이나 노인이나 체취와 구취를 생활습관 개선으로 완화 시킬 수 있습니다. 실천하기 쉬운 10가지를 소개합니다.

하나. 몸을 청결하게 합니다.

노폐물이 피부로 나오는 게 체취이고, 호흡을 통해 배출되는 게 구취입니다. 수시로 샤워를 해 몸을 깨끗하게 하고, 의복과 침구를 자주 세탁하고, 소독합니다.

둘, 운동을 합니다.

운동을 하면 냄새를 유발할 수 있는 지방이 에너지로 산화 됩니다. 몸의 노폐물이 땀으로 배출됩니다. 원인물질 생성이 많이 줄게 됩니다. 운동 후에는 수분을 섭취해 마른 입안을 촉촉하게 해줍니다.

셋, 물을 자주 마십니다.

나이가 들수록 물을 자주 마시는 게 좋습니다. 가정용 맥주컵으로 하루 8번 이상의 물을 마시는 게 바람직합니다. 찬물 보다는 미지근한 물을 마십니다. 자주 섭취한 물은 입의 침 분비를 늘게 하고, 구강 청소를 하고, 인체 배출 작용을 촉진 합니다. 구취 해소와 체취 제거에 효과적입니다.

넷, 술을 적게 마십니다.

노인은 술을 마시면 젊은이 보다 냄새가 더 납니다. 알코올 분해속도가 느리기 때문입니다. 술은 해독 과정에서 아세트산으로 바뀝니다. 아세트산은 혈액을 따라 온몸에 퍼지다가 숨을 내뱉을 때 나옵니다.

다섯, 휴식을 충분히 취합니다.

만성 스트레스와 피로누적은 아드레날린 분비를 늘게 하고, 구강을 청결하게 하는 침 생성은 줄게 합니다. 입이 건조하면 세균이 증식하기 좋게 돼 입 냄새가 납니다. 숙면과 휴식으로 피로를 풀고 명상으로 스트레스를 해소하면 체취와 구취도 줄게 됩니다.

여섯, 규칙적인 아침 식사를 합니다.

잠자는 동안에 침 분비가 크게 줍니다. 입 안의 침이 적으면 치아에 끼는 플라그를 청소할 수 없습니다. 아침을 먹지 않으면 침 생성이 극히 낮습니다. 입에 단내가 나게 됩니다. 또 식사를 거르면 위장의 능력이 약화돼 구취 가능성이 더 높습니다. 규칙적인 식사를 할 때 소화기능이 더 강화되고 구강 건조증도 사라집니다.

일곱, 혀를 닦습니다.

입 냄새를 일으키는 원인 중 상당수는 혀 뒤쪽의 백태입니다. 이 부위는 구역질이 나 잘 닦지 않습니다. 그러나 입 냄새 제거를 위해서는 뒤쪽의 백태 등 혀에 낀 설태를 청소하는 게 좋습니다. 침이 부족하면 백태 속에 혐기성 세균이 증가합니다. 혀 닦기는 뒤쪽에서 앞쪽으로 옮겨 오는 습관을 들이면 좋습니다.

여덟, 고섬유질 식사를 합니다.

기름기 많은 육류 중심의 식사습관을 치아와 혀의 찌꺼기를 남길 가능성이 있습니다. 이에 비해 신선한 야채, 채소, 과일 등 섬유질이 풍부한 식품은 치아 사이의 치석과 설태를 없앱니다.

아홉, 적정량의 탄수화물을 섭취 합니다.

다이어트는 금식이나 절식을 하는 것입니다. 탄수화물 공급이 줄면 지방이 분해됩니다. 이때 화학물질 케톤이 생성됩니다. 이 물질이 숨을 쉴 때 밖으로 배출되면서 냄새가 납니다. 따라서 공복이나 다이어트 때 탄수화물이 부족하지 않도록 섭생에 유의해야 합니다.

열, 수면은 반듯하게 누워서 취합니다.

잠은 소화가 다 된 뒤에 자야 합니다. 소화가 덜 된 상태에서 누우면 위장에 부담이 됩니다. 또 엎드린 자세는 피합니다. 이 경우 소화기관에 압박해 기능에 악영향을 줍니다. 음식물 소화력이 떨어지면 부패가스가 생성됩니다.

② 모든 질병의 초기증상과 입 냄새

대장금과 왕의 구취

사례 27세 여성입니다. 드라마 작가인데 대장금에 관심이 많습니다. 대장금이 중종의 구취도 치료했나요?

김대복 한의학 박사 의견 먼저, 의견을 말씀 드립니다. 대장금이 중종의 구취를 치료한 기록은 없습니다. 그러나 중종의 병세가 악화 되었을 때는 입 냄새가 나타날 수 있는 가능성이 있습니다. 따라서 여러 약재 중에 구취를 완화하는 처방을 했을 개연성은 있습니다.

조선의 중종은 의녀 장금을 무척 아꼈습니다. 천민 신분의 의녀인 장금을 두루 감쌌습니다. 의녀는 남자 의관의 보조원입니다. 의술이 뛰어난 그녀는 장금에서 대장금이 됩니다. 중종은 그녀를 여의(女醫)로 승격시킵니다. 이는 임금을 치료하는 주치의 개념입니다. 중종의 주치의는 하종해, 박세거, 홍침 등 남자 의관입니다. 대장금은 팀장격인 박세거 등과 함께 주치의로 왕의 건강을 책임지는 역할을 한 것입니다. 신분제와 남녀차별이 공고한 당시 사회에서는 거의 기적과 같은 일입니다. 그만큼 대장금의 의술이 월등했음을 알 수 있습니다.

대장금은 조선왕조실록에 10차례 등장 합니다. 모두 왕과 왕족의 건강과 관련된 내용입니다. 중종 10년에 훗날 인종이 되는 왕자가 태어날 때 호산 하여 공을 세운 기록이 시작입니다. 중종 15년에는 어의 하종해와 함께 탄핵되지만 임금으로부터 보호 받습니다. 중종 17년에는 대비의 치료를 잘해 포상을 받고, 중종 19년에는 대장금이 됩니다.

실록에는 '의녀 대장금의 의술이 무리 중에서 뛰어나 내전에 출입하며 간병 한다'고 기록돼 있습니다. 중종 28년에는 병에서 회복된 왕으로부터 역시 포상을 받습니다. 중종 39년 1월 29일에는 만성호흡기질환으로 기침을 하는 왕의 해수증(咳嗽症) 처방약을 다른 의원들과 상의 했습니다. 임금의 증세는 열흘 만에 호전돼 대장금은 상을 받습니다.

그러나 57세가 된 중종은 체력저하와 질병에 시달렸습니다. 10월이 되자 병세가 악화 됩니다. 대장금은 어의와 대신들에게 임금의 증세와 탕약을 보고 합니다. "상께서 삼경(三更)에 잠이 드셨고, 오경에 또 잠깐 잠이 드셨습니다. 소변은 잠시 통했으나 대변이 불통한 지가 이미 3일이나 되었습니다." 〈중종 39년 10월 25일〉 "지난밤에 오령산을 두 번 복용하시고 삼경에 잠이 드셨습니다. 소변은 잠깐 통했으나 대변은 통하지 않아 오늘 아침 처음으로 밀정(蜜釘)을 썼습니다." 〈중종 39년 10월 26일〉 "하기가 비로소 통하여 매우 기분이 좋아 하셨습니다."〈중종 39년 10월 29일〉

중종은 주치의 대장금의 치료를 받다가 보름 후에 승하 합니다. 임금의 사인에 대해서는 논란이 많습니다. 노환과 등창, 가래천식이 일반적인 가운데 희귀질환 베체트병도 거론 됩니다. 중종은 입이 허는 궤양과 구내염, 안질, 피부 염증도 앓았습니다. 이는 현대의 희귀병인 베체트병과 유사 합니다. 이 질환이 악화되면 위장관, 심혈관계도 염증이 나타날 수 있습니다.

해수증, 베체트 병 등 질병의 이름을 떠나 이 같은 증세는 구취 유발 가능성이 있습니다. 중종은 승하하기 전에 위열에 시달린 것으로 보입니다. 임금은 승하 2주일 전에 심열로 인해 황련(黃連)을 첨가한 삼소음(參蘇飮)을 처방 받았습니다. 다음날에는 죽엽(竹葉), 건갈(乾葛), 승마(升麻), 황련(黃連)을 소시호탕(小柴胡湯)에 첨가하여 두 번 복용 합니다. 왕의 양손의 맥이 흐리고, 입 마름, 혀의 갈라짐, 발열, 수족 번열이 있었기 때문입니다. 이 같은 상황에서는 입 마름과 신진대사 부조화로 구취가 날 가능성이 높습니다. 임금에게 쓴 약재인 황련의 효능 중 하나가 입 냄새 억제입니다.

맛이 쓰고 성질이 찬 황련은 치열(治熱), 사열(瀉熱), 청열(淸熱), 설하제(泄下劑)로 쓰입니다. 구취와 관련해서는 항염, 살균 작용, 위산분비 억제 기능이 강합니다. 위와 장 그리고 기관지에 두루 적용돼 점막을 염증으로부터 보호하고, 조직세포 생성을 촉진 합니다. 위와 장의 염증으로 인한 냄새의 제거를 기대할 수 있습니다. 세균성 질환도 억제하고 구내염에도 유효 합니다. 또한 소화촉진, 흉중답답, 헛배부름, 신경과민 등 소화불량과 스트레스로 인한 구취 발생 여건을 줄이는 효과가 있습니다. 황련을 활용한 처방에는 소함흉탕, 반하사심탕 등이 있습니다.

입 냄새에 좋은 약초, 인동초

사례 35세 남성입니다. 약초에 관심이 많습니다. 약초 중에서도 인동초가 궁금합니다. 인동초의 약효, 특히 입 냄새 관련한 효능을 알고 싶습니다.

김대복 한의학 박사 의견 먼저, 의견을 말씀 드립니다. 인동초는 여러 약효가 있습니다. 입 냄새 제거에도 간접 도움이 됩니다.

동북아시아에서 자라는 인동덩굴은 꽃, 줄기, 잎, 열매를 모두 약용으로 씁니다. 겨울을 잘 이긴다고 해 인동초(忍冬草), 꽃이 피면 노란색으로 변해 금은화(金銀花)라고도 합니다. 의학입문에서는 꽃이 노란색과 흰색 두 종류이기에 금은화로 이름한 것으로 풀이했습니다.

인동덩굴 성질은 약간 차고, 맛이 달며, 독이 없습니다, 동의보감은 혈리(血痢)와 열독(熱毒), 해소 효과를 설명합니다. 혈리는 이질입니다. 이 병에 걸리면 대변을 보는 게 힘들어 혈변을 볼 수 있습니다. 또 순수하게 피만 누는 경우가 있습니다. 이는 열독(熱毒)과 관계 있습니다. 열독이 지속적으로 대장에 몰리면 혈락(血絡)이 상합니다. 몸에서 열이 나고 배에는 통증과 함께 묵직함이 있습니다.

인동덩굴은 또 이뇨, 해독, 해열, 염증, 세균성 질환, 갈증 해소 작용을 합니다. 폐 질환, 인후염, 편도선염, 간염에도 약재로 쓰이기도 합니다. 이 같은 여러 증상의 대부분은 구취와도 연계됩니다. 입 냄새는 위장 기능저하, 폐와 간의 질환, 코와 편도 등의 이비인후과적 이상 시 발생할 수 있습니다.

인동덩굴이 이 같은 증상을 완화하는 데 도움이 됩니다. 그러나 인동덩굴은 독성도 있습니다. 중의대사전에서는 폐의 양기가 부족하고, 위가 허하고 냉한 비위허한(脾胃虛寒)과 온 몸에서 기가 빠진 경우는 삼가도록 하고 있습니다. 냉한 체질에는 맞지 않을 수 있는 것입니다.

인동덩굴이 금은화로 불리는 데는 전설이 있습니다.

어느 부부가 쌍둥이 딸을 낳았다. 언니는 금화(金花), 동생은 은화(銀花)로 이름했다. 둘은 사이좋게 자랐다. 서로 떨어지지 싫어해 시집가는 것도 망설일 정도였다. 어느날 언니 금화가 열병에 걸렸다. 온 몸의 열로 인해 얼굴이 붉게 변했다. 의원이 정성껏 치료했으나 효험이 없었다. 동생 은화도 낮밤을 가리지 않고 찬 수건으로 찜질 간호를 했지만 언니는 눈을 감고 말았다.

며칠 뒤 동생 은화도 온 몸에 열이 나면서 사경을 헤맸다. 은화는 부모에게 "언니와 저는 죽습니다. 너무 슬퍼하지 마세요. 열병을 치료하는 약초로 다시 태어날거예요"라는 말을 남기고 세상을 떠났다.

1년 후 자매의 무덤에서 이름 모를 풀이 싹텄다. 3년 후 여름에 노란

꽃과 흰 꽃이 피었다. 처음 흰색에서 점점 노란색으로 변했다. 마침 동네에 열병이 돌았다. 마을 사람들은 꽃을 달여 마시고 병이 나았다. 사람들은 금화와 은화 덕분으로 생각했다. 그래서 약이 된 풀을 자매의 이름을 더해 금은화로 불렀다.

구취에 좋은 매실의 효능

사례 50세 남성입니다. 나이가 들면서 입에서 냄새를 의식하고 있습니다. 주위에서는 입 냄새가 없다고 하지만 신경 쓰입니다. 구취를 없애는 데 매실이 좋다는 글을 읽었습니다. 매실이 정말 입 냄새를 없앨 수 있나요?

김대복 한의학 박사 의견 먼저, 의견을 말씀드립니다. 매실은 입 냄새 해소에 도움이 됩니다. 그러나 매실로 구취를 치료하는 것은 어렵습니다. 입 냄새 완화나 입 냄새를 유발하는 위장질환 등의 개선에 도움 됩니다. 구취는 원인을 제거해야 근본적으로 사라집니다.

매실은 선비정신의 표상인 매화의 열매입니다. 매화는 세상이 손발이 시려울 때 홀로 피어나며 봄을 알립니다. 설중매는 눈 쌓인 산야에서, 한중매는 추위의 한복판에서도 꽃을 피워냅니다. 이 모습이 가히 군자(君子) 같아서 옛 문인들의 무한 사랑을 받았습니다.

매화는 외교 식물이기도 합니다. 일본에 유학과 신문물을 전한 왕인 박사는 '나루터의 노래(難破津)'에서 매화를 노래하며 백제와 왜의 우호를 이야기 했습니다. '나루터에 피네. 이 꽃은 겨울잠 자고 봄을 알리

네.' 일본 최초의 와카라는 주장도 있는 이 '매화송'은 서기 313년에 지어졌습니다. 왕인이 당시 공석중인 왜의 왕으로 닌토쿠의 즉위를 권유하고 실현한 것을 축하하는 시입니다. 오사카에 봄이 오고 매화꽃이 다시 피는 것처럼 새로운 왕의 즉위를 축하한다는 의미입니다.

중국에서는 삼국지에 나오는 조조가 여름철 군사작전 중에 갈증으로 더 이상 진격을 못하는 병사들을 행군시킨 나무입니다. "조금만 더 가면 매실 숲이다"라고 해 병사들의 침샘을 자극 했습니다. 여기서 연유한 게 매실을 생각하며 갈증을 해소한다는 망매지갈(望梅止渴)과 상매소갈(想梅消渴)입니다.

푸른 보약으로 통하는 매실은 2000년 전의 신농본초경에도 약재로 설명돼 있습니다. 수많은 효능의 약재로서의 매실은 오매(烏梅) 백매(白梅) 황매(黃梅)로 나뉩니다. 약용은 주로 오매(烏梅)가 쓰였습니다. 오매는 껍질을 벗긴 청매를 짚불에 훈증(薰蒸)한 것으로 검은 색을 띕니다.

또 일부 한약재로 쓰인 백매(白梅)는 청매를 소금에 담가서 만듭니다. 황매(黃梅)는 본초강목에 음료수로 활용하는 법이 소개돼 있습니다. '오매와 백매를 약으로 넣는다. 황매는 여름철에 갈증이 날 때 마신다.' 이는 오매의 약효가 가장 뛰어남을 안 결과입니다.

동의보감과 본초강목은 매실의 효능을 다양하게 설명하고 있습니다. 주독 해소, 담을 삭임, 구토와 갈증 해소, 이질과 설사 중지, 염증제거, 소화액 분비, 간 보호, 맥박 활기, 피로회복, 노화 예방, 생리불순 해소 등입니다.

　성질이 따뜻하고, 신 맛에 구연산, 사과산, 아연, 철분, 칼슘, 마그네슘 등을 다량 함유한 매실은 현대 의학에서도 자연이 준 건강 선물로 인정하고 있습니다. 호르몬 분비, 신진대사 촉진, 혈액 정화, 피부 탄력, 성인병 예방, 소화기능 개선, 해독작용, 피로회복 등에 긍정적 효과가 있기 때문입니다.

　매실은 구취예방 효과도 뛰어납니다. 풍부한 구연산과 사과산, 호박산은 피로물질인 젖산을 분해해 몸 밖으로 배출시킵니다. 신체에 노폐물이 제거되면 구취 요소가 상당부분 사라집니다. 또 유기산, 살균력은 입 냄새와 치주질환을 줄이는 데 유용합니다. 오매는 한방에서 구취 제거 약재로 널리 쓰입니다. 매실의 독성을 없애는 성질도 구취를 줄입니다. 매실의 피크린산 성분은 식독, 혈독, 수독을 예방하고 완화 시킵니다. 매실이 여름철 식중독 위험을 줄이는 것입니다. 또 피르부산 성분은 간장을 보호하고 간 기능을 개선시킵니다. 장의 기능을 활성화 해 숙취나 멀미에도 도움이 됩니다.

　이 같은 매실의 기능은 구취의 원인이 되는 위장질환과 소화기 계통 이상을 다스리는 데 도움이 됩니다. 따라서 매실을 오매로 활용하거나 차로 마시면 입 냄새 제거와 신진대사 활성화에 좋습니다.

흡연과 구취의 상관관계

사례 35세 남성입니다. 담배를 하루에 한 갑씩 핍니다. 담배를 많이 피다 보니 입은 물론이고 손가락에서도 역겨운 냄새가 난다고 합니다. 담배가 입 냄새를 일으키나요?

김대복 한의학 박사 의견 먼저, 의견을 말씀드립니다. 흡연은 입 냄새를 일으킬 수 있습니다. 담배를 필 때는 공기를 들이마시고 내쉽니다. 이때 입안이 건조해져 구취가 날 가능성이 있습니다. 또 담배의 성분인 타르와 니코틴도 구취에 영향을 미칩니다. 오랜 흡연으로 폐 기능과 면역력이 떨어지면 활성산소의 공격을 막아내기 어렵습니다. 지나치게 생산된 잉여산소인 활성산소는 정상 세포를 공격해 만병을 일으킵니다. 오장육부의 건강이 악화되면 냄새가 날 수도 있습니다.

담배는 임진왜란 무렵에 일본에서 전래된 것입니다. 당초 담배는 약초로 인식되었습니다. 소화제, 숙취제는 물론 병의 치료에 도움 되는 풀로 알려졌습니다. 담배의 이름인 남령초(南靈草)는 남쪽에서 온 신령스런 풀을 뜻합니다. 담배는 금세 조선 천지로 퍼졌고, 어린애부터 노인까지 남녀노소를 불문하고 끽연을 하게 되었습니다. 이는 손님 접대

문화로까지 발전했습니다. 중국 사람은 손님이 오면 차를 내놓는 데 비해 조선에서는 담배를 권하는 풍속이 생긴 것입니다.

담배의 중독성에 빠진 조선의 상인과 역관은 청나라에 밀수출을 합니다. 청나라는 은화 유출로 인한 자국의 경제교란과 백성의 건강악화를 막기 위해 담배 수입 금지를 합니다. 한 번은 담배 밀수출이 발각돼 외교문제로 비화됩니다. 인조 16년 8월 4일 기록입니다. "우리나라 사람이 몰래 담배를 심양(瀋陽)에 보냈다가 청나라 장수에게 발각되어 크게 힐책을 당하였다."

이날 기록에는 담배의 연원과 효능도 보입니다. "일본에서 생산되는 풀로 잎은 큰 것은 7, 8촌(寸)쯤 된다. 가늘게 썰어 대나무 통, 또는 은(銀)이나 주석 통에 담아서 핀다. 맛은 쓰고 맵다. 가래를 치료하고 소화를 시킨다. 오래 피우면 가끔 간(肝)의 기운이 손상돼 눈이 어두어진다. 광해 8년(1616년)과 9년(1617년) 일본에서 건너온 담배는 광해 13, 14년에는 피우지 않는 사람이 없었다."

그러나 시간이 흐르면서 담배의 무익론이 대두 됩니다. 이익은 성호사설에서 흡연의 효과와 폐해를 나눕니다. "목에 가래가 낀 경우, 비위가 약해 침이 흐르는 경우, 소화불량, 추위 예방에 담배가 좋다. 그러나 정신에 해롭게 하고, 귀와 눈을 약하게 하고, 머리카락을 희게 하고, 얼굴을 창백하게 하고, 이를 빠지게 하고, 마르게 하고, 노화를 일으킨다." 이익(1681~1763년)의 글을 통해 숙종, 영조 시대만 해도 담배의 효능을 잘못 이해하고 있음을 알 수 있습니다.

이 무렵의 조선과 청나라의 문헌에는 화기(火氣)로 인해 폐와 위가 손상되고, 치석의 누적과 용모를 어둡게 한다는 지적이 나옵니다. 또 담배독의 제거법, 담뱃진이 눈에 들어갔을 때 해소법도 소개되고 있습니다.

조선 후기에는 담배의 무익이 완전히 인식됩니다. 순조는 8년인 11월 19일 경연에서 흡연의 효과를 부정합니다. "담배가 위의 기능을 강화하고, 담을 치료하는 데 좋다는 효능에 대해 의문이 든다. 근래 남녀노소의 흡연 풍속이 고질화 됐다. 겨우 젖먹이를 면하면 으레 담배를 피운다. 이 같은 잘못된 습속을 중지할 방법은 무엇인가."

실제로 지나친 흡연은 많은 질병을 불러 일으켰습니다. 조선시대나 지금이나 담배의 폐해 중 하나는 간접흡연입니다. 특히 조선시대의 담배는 제조 공정이 단순했습니다. 지금처럼 여러 단계의 약품처리를 하지 않았습니다. 독성물질이 거의 걸러지지 않았습니다. 더욱이 식후 담배참 시간이 2~3시간에 이르렀습니다. 강하고 독한 담배를 오랜 시간 피우는 문화였습니다.

담배를 피우는 사람의 1차 피해는 물론이고, 간접흡연자의 피해도 컸습니다. 건강 문제를 차치해도 당장 고약한 냄새로 인해 역겨워했습니다. 담배에는 니코틴, 노르니코틴을 비롯하여 당, 단배질, 질소, 회분, 에테르추출물 등이 있습니다. 당시의 담배는 니코틴 함량이 높아 독했고, 노르니코틴도 많이 포함돼 냄새도 역겨웠습니다.

요즘의 담배는 많이 순화됐지만 위의 성분은 여전합니다. 조선 시대 담배 보다는 덜하지만 여전히 입 냄새를 일으키는 원인이 됩니다.

모든 질병의 초기증상과 입 냄새

사례 40세 여성입니다. 신체와 정신 모두 건강합니다. 스트레스도 별로 없습니다. 헬스클럽에도 다니고 등산도 합니다. 그런데 어느 순간부터 입에서 냄새가 납니다. 설마 어떤 병으로 인한 냄새는 아니겠죠?

김대복 한의학 박사 의견 먼저, 의견을 말씀 드립니다. 구강위생이 좋고, 건강에 특별한 문제가 없으면 자극성 음식섭취, 생리 등에 의한 일시적 구취 가능성을 생각할 수 있습니다. 그런데 구취의 원인은 다양합니다. 환경, 섭생, 질병, 스트레스 등 입 냄새 유발 원인은 넘쳐납니다. 구취는 몸 상태 변화에 따른 신호일 수 있습니다. 따라서 입 냄새가 지속되면 원인을 빨리 찾아야 합니다. 구취 자각은 큰 병으로 커지기 전에 막을 수 있는 기회이기도 합니다.

한국인에게는 독특한 의료관이 있습니다. '내 병은 내가 안다'입니다. 많은 병의 초기단계는 거의 불편함이 없습니다. 그렇기에 병원행을 망설입니다. 이런 경우는 눈에 보이지 않는 질병에서 두드러집니다. 입 냄새는 입 마름과 충치를 비롯하여 호흡기와 소화기 이상, 당뇨, 신장

질환, 간질환 등 온 몸과 관련 있습니다. 구취는 발병부위에 따른 특색이 있습니다. 당뇨는 과일냄새, 콩팥이 안 좋으면 지독한 암모니아 냄새, 간 상태가 악화되면 생선 냄새를 풍깁니다.

의사는 이 같은 작은 힌트를 바탕으로 심도깊은 진료를 통해 원인을 찾고 치료를 합니다. 하지만 사람 심리는 눈에 보이지 않는 병은 지나치고 싶습니다. 치열한 경쟁 사회에서 한가롭게 치료받고 있기가 쉽지 않은 탓도 있습니다. 급속한 경제성장을 이룬 한국인의 의식구조에는 '설마', '빨리', '대충'이 상당부분 차지하고 있습니다.

입 냄새가 나도 '설마, 질환은 아닐거야' 라며 합리적 의심을 거부합니다. 그런데 설마가 사람잡는 일이 가끔 발생합니다. 질환이 심화돼 입 냄새가 나는 경우가 있습니다. 구취 초기에 진료를 받았으면 병의 악화를 막을 수 있습니다. 물론 입 냄새 초기에 병원을 찾아도 넘어야 할 심리적 벽이 있습니다. '빨리 빨리'입니다. 초기 입 냄새는 탕약을 한 달 가량 복용하면 대부분 좋아집니다. 그러나 오랜 구취와 악화된 질환에 의한 입 냄새는 치료 기간이 더 오래 걸립니다. 구취의 원인 질환까지 치료해야 하기 때문입니다.

그런데 '빨리 빨리' 문화에 젖은 사람은 빠른 치료를 요청합니다. '빨리 빨리'는 '대충 대충'으로 이어집니다. 대충 입 냄새가 약해지면 치료를 멈춥니다. 조금만 더 치료하면 원인이 완전 제거되는데도 시간과의 전쟁을 합니다. "대충 치료됐으면 나중에 올게요"라고 합니다.

건강 위협의 자각과 관리는 스스로 해야 합니다. 의사는 보조자입니다. 건강생활은 질병에 대한 합리적 의식을 꾸준히 하는 것입니다. 적당히, 대충대충, 빨리빨리는 의사가 볼 때 가장 큰 질병입니다.

중국 근대 사상가 후스(胡適)는 중국인의 적당주의를 깨기 위해 풍자소설 '차부둬선생전(差不多先生傳)'을 씁니다. 차부둬는 '그게 그것'이라는 뜻입니다. 주인공은 대충대충, 적당히 일하는 사람입니다. 다름과 차이를 느끼지 못하는 삶을 삽니다. 흰 설탕과 흑설탕의 당도는 같다고 생각하고, 십(十)과 천(千)은 획수 하나 차이이기에 구분하지 않습니다. 병에 걸렸는데 '오늘이나 내일이나' 태도를 보입니다. 치료하러 온 의사가 수의사인데도 '의사나 수의사나'를 이야기합니다. 제대로 치료받지 못해 죽으면서도 '죽는거나 사는거나, 차부둬(그게 그거)'라고 합니다.

대충대충, 적당이의 결말은 해피엔딩이 아닙니다. 구취 치료에서 해피엔딩 조건은 3가지로 생각합니다. 첫째는 의사이고, 둘째는 진지함, 셋째는 끈기입니다. 병원선택은 구취를 전문으로 보는 한의사나 의사를 찾는 게 바람직합니다. 임상경험이 풍부할수록 치료 성공 가능성이 높아집니다. 다음은 병에 대한 합리적 의심입니다. 입 냄새가 날 때 다양한 가능성을 염두에 두어야 합니다. 마지막으로 완치를 해야 합니다. 겉으로 좋아진 것에 만족하지 말고, 구취를 근원까지 제거해야 합니다. 끈기를 갖고 치료하면 입 냄새는 재발되지 않습니다.

드라큘라와 입 냄새

사례 ➤ 30세 남성입니다. 평소 소설을 탐독합니다. 사람 피를 빠는 드라큘라에 대해 엉뚱한 생각이 떠올랐습니다. 사람들은 드라큘라의 입 냄새로 이미 기절을 하지는 않았을까요?

김대복 한의학 박사 의견 먼저, 의견을 말씀 드립니다. 소설 속의 드라큘라 백작은 흡혈귀 같은 사람입니다. 피를 빠는 그의 입에서는 지독한 악취가 납니다. 따라서 그가 목에 이를 대는 순간, 사람들은 공포와 악취로 인해 큰 충격을 받았을 것으로 보입니다.

드라큘라는 아일랜드 작가 브램 스토커(Bram Stoker)가 1897년에 발표한 작품 속의 주인공입니다. 공포소설, 뱀파이어 문학의 대명사가 된 드라큘라는 사람의 목에서 피를 빨아 먹습니다. 외모가 보통 사람과는 사뭇 다릅니다. 검은 외투에 창백한 얼굴, 입술 위로 삐져나온 날카롭고도 유난히 하얀 치아, 불기둥 같이 붉은 눈, 손바닥 중간에 난 털, 특별하게 붉은 입술입니다. 마치 저승사자나 육식동물이 사냥감을 포식하는 공포감을 일으키는 외모입니다.

여기에 지독한 입 냄새를 풍깁니다. 피비린내의 역겨운 냄새는 그를 악마로 인식하게 합니다. 죽은 동물이나 피 냄새, 썩은 냄새에 식욕을 느끼는 육식동물을 떠올리게 합니다. 이런 드라큘라는 공포의 대상이 아닐 수 없습니다. 드라큘라는 한밤중 공동묘지 주변의 벤치에서 여성의 목에 입맞춤을 합니다. 여성의 팔을 잡고, 목 단추를 풀어 내리면서 "네 핏줄이 내 갈증을 달랜다"며 지독한 악취를 풍기는 입술을 목에 댑니다.

소설의 한 장면을 봅니다. "백작이 나에게 몸을 숙였다. 손으로 나를 터치하는 순간, 반사적으로 몸서리를 쳤다. 백작의 지독한 입 냄새 탓에 갑자기 심한 구토가 밀려왔다. 이를 눈치 챈 백작이 몸을 움츠렸다."

드라큘라 퇴치는 십자가, 은, 마늘로 합니다. 서양 퇴마사들은 귀신을 쫓을 때 십자가 등의 소품을 씁니다. 그러나 드라큘라는 소설이기에 실제로는 이 같은 소품이 의미가 없습니다.

다만 마늘은 구취 측면에서는 이야기가 됩니다. 마늘 이름만 들어도 냄새나는 드라큘라가 울고 갈 듯합니다. 미국 타임지 등에 의해 세계 10대 건강식품으로 수시로 꼽히는 마늘은 특유의 냄새가 있습니다. 황을 포함한 화합물인 알린(alliin) 때문입니다. 마늘을 많이 먹으면 숨을 쉴 때는 물론이고 몸에서도 냄새가 날 수가 있습니다. 그러나 마늘을 굽거나 찌면 알리신 활성력이 떨어져 냄새가 약해집니다. 당연히 구취도 많이 사라집니다.

드라큘라 입 냄새나 마늘의 구취는 사실 큰 문제는 아닙니다. 드라큘라는 가공의 인물이고, 마늘은 굽거나 쪄서 냄새를 완화시킬 수 있기 때문입니다. 문제는 많은 사람의 입 냄새입니다. 구취의 원인이 구강질환, 소화기질환, 이비인후과질환 등 다양합니다. 처음 원인을 잘 진단하고, 처방하면 쉽게 치료 됩니다. 그러나 첫 진단을 잘못하면 오랜 기간 사회생활에 큰 어려움을 느낄 수도 있습니다.

농경 문화와 유목 문화의 구취 차이

사례 30세 남성입니다. 옛사람은 입 냄새가 심했을 것입니다. 특히 농경사회의 사람 보다 유목생활을 하는 사람이 심했을 것으로 추측됩니다. 유목문화에서 입 냄새가 심했다는 문헌이 있을까요?

김대복 한의학 박사 의견 먼저, 의견을 말씀 드립니다. 이동하는 유목민족은 정착 생활을 하는 농경민족에 비해 위생 관리가 어려웠을 것으로 생각할 수 있습니다. 그러나 유목민족이 더 위생적인 면도 많습니다. 단순하게 유목민족보다 농경민족이 더 위생적이라고 할 수는 없습니다.

유목민족의 구취 관리가 어려운 점은 마르코 폴로 등의 글에서 읽을 수 있습니다.

옛 사람의 삶은 크게 농경문화나 유목문화 중에 속합니다. 농경문화에서는 쌀 등의 곡식을 중요시 하고, 유목문화에서는 말과 양 등의 가축을 소중하게 여깁니다. 농경인은 혈연과 지역공동체의 정착생활에 익숙하고, 유목인은 풀을 찾아 광야를 옮겨 다니는 이동생활을 합니다.

정착생활은 문화를 발달하게 했습니다. 글을 만들고, 기록을 했습니다. 이에 비해 유목문화는 글을 만들었어도 체계적으로 기록하지 못했습니다. 이동하는 특성 때문입니다. 오랜 시간이 흘러 역사는 유목문화와 농경문화를 비교 합니다. 이때 기준은 농경문화의 가치관에서 자유로울 수 없습니다.

대표적인 게 농경생활을 한 중국인이 각종 기록에서 이웃 유목민들을 폄하한 것입니다. 민족이나 나라 이름에 더럽고 냄새나는 의미를 붙였습니다. 몽고(蒙古), 흉노(匈奴), 토번(吐蕃), 예맥(濊貊) 등은 어리석거나 불결한 의미가 담겨 있습니다.

이 같은 단어에 수천 년 동안 세뇌되다 보면 북방민족은 비위생적이라는 생각이 들 수 있습니다. 그러나 북방민족, 유목민족은 농경민족에 비해 위생적일 가능성이 더 높습니다. 사람이나 사회나 정체되면 문제가 생기게 됩니다. 한 곳에 머물면 사람의 분뇨와 각종 쓰레기가 쌓일 수밖에 없습니다. 이에 비해 유목민은 한 곳에 머물지 않습니다. 드넓은 초원을 계속해서 이동하면 사람과 가축의 분뇨는 금세 자연으로 변합니다. 곡식과 채소 위주 식사를 하는 농경민은 소화가 상대적으로 잘 될 수 있습니다. 위장기능이 좋으면 구취 가능성도 낮습니다.

유목민은 육식 위주의 섭생입니다. 채식 보다는 육식이 입 냄새 유발 가능성이 높은 편입니다. 그러나 유목민은 식사를 하고 광활한 생활반경에서 활동합니다. 운동량이 많아 음식을 잘 소화시킵니다. 현대인 시각의 육식으로 인한 소화불량 가능성은 극히 낮습니다.

역사상 가장 강한 유목민은 몽골족입니다. 그들이 만든 세계제국이 원나라입니다. 이탈리아인 마르코 폴로가 쓴 여행기 동방견문록에서 원나라 사람의 위생적인 모습을 읽을 수 있습니다. 몽골황실의 연회 르포 기사입니다.

"황제에게는 여러 신하가 음식과 음료를 올린다. 식음료를 올릴 때 그들은 비단과 금실로 만든 화려하고 아름다운 수건으로 입과 코를 가린다. 호흡 때의 나오는 냄새가 황제의 먹을거리와 음료수에 배이지 않게 하려는 행동이다."

원나라 황궁에서는 입 냄새에 극히 민감하고, 철저하게 예방했음을 알 수 있습니다. 문화는 위에서 아래로 내려갑니다. 황실의 구강 위생 관념은 원나라 관리에 이어 일반 백성에게 자연스럽게 전파될 수밖에 없습니다. 몽골인은 축제 때 흰옷을 즐겨 입습니다. 흰 옷은 세탁을 자주 해야 합니다. 한민족도 흰옷을 좋아했습니다. 흰옷 사랑은 높은 위생관념과 맥락을 같이 합니다. 입 냄새 위생은 옛 유목민족이 옛 농경민족보다 더 철저했을 가능성이 높은 것입니다.

입 냄새의 피크타임

사례 30세 여성입니다. 아침에 일어나면 입 냄새가 심합니다. 직장에서 근무하는 낮 시간에는 별다른 구취가 없습니다. 아침에만 나는 입 냄새도 질환과 연관이 있나요?

김대복 한의학 박사 의견 먼저, 의견을 말씀 드립니다. 아침에 나는 입 냄새는 자연스런 생리현상입니다. 자고 난 뒤 나는 구취는 물을 마시고, 양치를 하고, 음식을 섭취하면 해소 됩니다. 그러나 매일 입 냄새가 역겹게 계속된다면 충치, 비염, 위궤양 등 질환에 의한 구취를 의심할 수 있습니다.

구취를 비롯한 여러 가지 체취는 500종이 넘는 화합물이 원인입니다. 생리적인 입 냄새는 휘발성 황화합물인 황화수소, 메틸머캅탄, 다이메틸 설파이드, 다이메틸 다이설파이드 등과 관련이 있습니다. 이 물질들은 주로 치아에 남은 음식물 찌꺼기에 포함된 펩티드, 단백질, 아미노산 분해 때 발생합니다.

생리적 입 냄새 최고 빈발 시간대는 아침이고, 다음은 공복 상태입니다. 박문수 등의 '한국인 구취발생 빈도에 관한 연구'에 의하면 구취는 아침에 가장 심하고, 공복시와 피로할 때가 다음 순위였습니다.

15세에서 78세 사이의 남성 174명. 여성 194명을 대상으로 구취를 느끼는 시간대를 조사한 결과 남성 28.9%(24명)와 여성 30%(30명)이 아침이라고 답했습니다. 또 여성 30%(30명)와 남성 22.9%(19명)은 공복시 라고 답했고, 여성 29%(29명)와 남성 22.9%(19명)는 피로할 때 구취를 의식했습니다. 여성 25%(25명)와 남성 13.3%(11명)는 스트레스와 입 냄새 연관성에 고개를 끄덕였습니다. 이에 비해 저녁에만 입 냄새를 인지하는 비율은 남자 9.6%, 여자 6%에 불과했고, 오후에만 구취가 있는 경우는 남자 2.4%, 여자 8%로 미미했습니다.

일본에서도 비슷한 결과가 보고되었습니다. 미야자키(Miyazaki H)가 2,672명을 대상으로 조사한 바에 의하면 입 냄새 호발시간대는 아침, 늦은 오후, 낮의 순서였습니다.

이처럼 잠자고 난 직후를 포함한 아침에 구취가 심한 것은 침샘과 관련 있습니다. 수면 중에는 침의 분비가 감소됩니다. 침은 세균의 농도를 낮게 해 구강 청소 효과가 있습니다. 침의 분비가 적을수록 증식되는 박테리아는 황화합물을 계속 생성해 구취가 유발 됩니다.

잠자는 동안은 침의 분비가 감소됩니다. 침은 세균의 농도를 낮게 해 구강 청소 효과가 있습니다. 침의 분비가 적을수록 증식되는 박테리아는 화합물을 계속 생성해 구취가 유발됩니다. 타액이 준 가운데 충치, 코의 질환, 음식물찌꺼기 등도 냄새를 심하게 하는 변수입니다.

입 냄새는 살아 있는 증거입니다. 구강 위생 불량, 스트레스, 위장 질환, 이비인후 질환 등이 없어도 구취는 생리적으로 나게 돼 있습니다. 인간 삶의 기본 터전인 가정과 직장에서 구취는 의식하지 못하는 가운데 계속됩니다. 가정에서는 아침이, 직장에서는 퇴근 직전이 입 냄새 위험 시기입니다. 그 핵심은 타액인 침입니다.

아침에 입 냄새가 심한 것은 하루 중 타액 분비가 가장 적었던 취침 직후이기 때문입니다. 아침에 일어나면 물을 마시고 양치를 해야 하는 이유입니다.

직장에서는 점심 직후가 입 냄새 부담이 적습니다. 식사 후 침 분비가 많아지고, 양치를 한 결과입니다. 그런데 오전과 오후에 계속 일을 하면 구강의 자정 능력이 떨어집니다. 낮 12시에 점심을 하고 두세 시간 더 일을 할 무렵에 입 냄새가 최고조에 이릅니다. 직장인 구취 시간은 오후 3~4시라고 할 수 있습니다.

직장인의 오후 구취 요인은 스트레스, 대화, 기호식품, 구강관리 소홀 등입니다. 이중에서도 스트레스가 구취에 가장 민감합니다. 스트레스를 받으면 분비되는 호르몬인 코티졸은 입안을 마르게 합니다. 이로 인해 업무 스트레스가 높은 시간대인 오후 3~4시에는 구강이 건조해져 입 냄새 개연성이 높아집니다. 여기에 커피 등을 즐기면 침의 분비력이 더 떨어집니다.

생리적인 구취 해소법은 양치를 잘하고, 기호식품 섭취를 줄이는 것입니다. 또 소화기능을 촉진하기 위한 운동도 좋습니다. 질환이 원인인 구취는 질병을 치료하면 입 냄새는 사라집니다.

여교사와 입 냄새

사례 33세 여성 강사입니다. 쉰 목소리와 함께 목이 닿는 느낌이 있습니다. 병원에서 성대 결절 진단을 받았습니다. 그런데 말을 할 때 냄새도 나는 것 같습니다. 성대 결절과 입 냄새가 관계가 있나요?

김대복 한의학 박사 의견 먼저, 의견을 말씀 드립니다. 성대 결절이 직접적인 구취를 일으키지는 않습니다. 그러나 성대 점막이 계속 자극돼 미세혈관이 확장되고 울혈, 출혈, 섬유소 침착, 폴립 등으로 악화되면 입 냄새가 날 수도 있습니다.

성대(聲帶)는 후두에 위치하는 발성기관입니다. 성대 결절은 좌우 대칭으로 이루어진 점막 주름에 작은 혹이 생긴 것입니다. 주원인은 고성, 노래, 지속적 강의, 과다한 웃음, 반복적 고함, 의도적 저음 등입니다. 또 음주와 흡연, 스트레스성 긴장, 상기도 감염, 목 상처, 뇌신경학적 질환, 생리로 인한 결절도 있습니다. 성대 결절은 여성에게 많은 연결절과 목소리를 과도하게 쓰는 사람에게 흔한 경결절로 나뉩니다.

성대 결절 취약층은 30대 초반 여성입니다. 특히 고음으로 노래하는 소프라노 가수, 업무상 말이 많은 교사, 강사, 세일즈맨, 상담원이 위험군 입니다. 물론 남성도 목을 지나치게 사용하면 발병 위험이 높아집니다. 또 초등학교 입학전후의 남자 아이도 성대가 붓고 섬유화가 진행되는 경우도 있습니다.

성대 결절은 초반에 치료하면 금세 좋아집니다. 그러나 바로 치료하지 않으면 호흡 불편, 음식섭취 불편, 목의 이물감, 통증, 음성피로, 쉰 목소리, 발성불편 등이 나타납니다.

가장 좋은 치료법은 성대 휴식입니다. 물을 자주 마셔 목의 수분을 유지하는 것도 핵심 포인트입니다. 수분 보충은 윤활작용을 해 습관성 헛기침으로 인한 점막 손상 감소를 기대할 수 있습니다. 커피 등의 카페인 섭취도 자제해야 합니다. 카페인은 소변량을 늘리고 입을 마르게 해 성대의 수분 공급력을 떨어뜨립니다. 상태에 따라 음성치료, 역류성식도염 등의 보존적 치료를 병행합니다. 만성으로 진행되면 후두 미세수술도 합니다. 단 어린이는 수술을 하지 않는 게 원칙입니다.

한의학에서는 결절을 비롯한 기관지, 성대질환을 향성파적환으로 다스립니다. 명나라 의서인 만병회춘(萬病回春)에 설명된 향성파적환은 인후질환 치료약으로 쉰목소리, 목이물감, 인후염 등에 효과적입니다. 허준의 동의보감에서도 노래를 지나치게 불러서 목이 쉬거나 목소리가 나오지 않는 것을 치료한다(治因謳歌失音)고 소개했습니다. 약재는 박하, 연교, 길경, 감초, 백약전, 천궁, 축사인, 가자, 대황입니다. 이 약초

들을 가루를 낸 뒤 달걀 흰자에 반죽하여 만든 환을 잠들기 전에 입에서 녹여 복용합니다.

쉰 목소리 등 성대이상 질환을 한의학에서는 실음(失音)으로 표현하고 원인을 폐경(肺經)에서도 찾습니다. 동의보감은 목소리의 근원은 신장인 콩팥(聲音出於腎 腎爲聲音之根)으로 보고, 목소리의 입구는 허파인 폐(肺爲聲音之門)로 각각 규정했습니다. 목소리 질환을 신장의 기운과 폐의 기운으로 연관시켰습니다.

더 세분하면 목소리가 제대로 나지 않는 것을 실증(實證), 허증(虛證), 담습(痰濕) 등으로 접근합니다. 실증은 사기(邪氣)가 막혀 기 흐름이 제대로 되지 않는 기역(氣逆)으로 갑자기 목에 무리가 간 경우입니다. 허증(虛證)은 지속적으로 진액과 혈이 말라서 인두가 손상되거나 혀에 이상이 생겨 발생 합니다. 담습(痰濕)은 기도(氣道)가 통하지 않는 것인데 비만인 사람에게서 빈도가 높습니다.

이에 따른 특효 처방이 향성파적환입니다. 비슷한 효능 처방으로는 목소리를 트이게 하며 통증도 해소하는 가미고본환, 기혈순환을 강화하는 길경탕, 폐를 강화하는 밀지전과 가미상청환, 담을 억제하는 인삼청폐산 등이 있습니다.

진짜 입 냄새와 가짜 입 냄새

사례 33세 여성입니다. 입 냄새가 나는 것 같아 치과, 내과, 한의원에서 진단 받았습니다. 모두 가성구취라고 했습니다. 그런데 1년 후 한 병원에서 실제 구취가 심하다는 진단을 받았습니다. 이런 경우는 어떻게 받아들여야 할까요?

김대복 한의학 박사 의견 먼저, 의견을 말씀 드립니다. 입 냄새는 누구나 쉽게 알 수 있습니다. 진료실은 대부분 밀폐돼 입 냄새가 금세 풍깁니다. 구취는 오진이 거의 없습니다. 특히 3곳의 병원에서 진단이 일치했다면 오진 확률은 제로에 가깝습니다. 마찬가지로 1년 후 구취 진단도 오진 확률은 극히 희박합니다. 결론은 1년 전에는 가성 구취였으나 1년 후에는 진성구취가 된 것으로 볼 수 있습니다.

구취는 진성, 가성으로 나뉩니다. 진성구취는 실제로 입에서 역겨운 냄새가 나는 것입니다. 관능검사(sensory test)와 객관적 검사로 확인이 가능합니다. 관능검사는 인간의 오감(五感)을 활용한 평가입니다. 주류, 식품, 향수, 화장품 등은 특성상 감각에 의존율이 높습니다. 입 냄새도 주위 사람의 후각으로 쉽게 판명됩니다. 한의원 관능검사는 경험 많은 한의사가 피험자의 호기 시 공기의 냄새를 맡아 평가합니다.

객관적 검사는 주로 구취 측정기로 합니다. 성분별 농도를 측정할 수 있는 구취 측정기는 입 냄새의 심각성 여부와 함께 원인 분석도 일부 가능합니다. 냄새의 특징에 따라 소화기질환, 구강질환, 호흡기질환 여부를 점칠 수도 있습니다. 또 치과, 내과, 이비인후과 검사를 통한 가능성 검사도 진성구취 여부를 알 수 있습니다.

가성구취는 거의 입 냄새가 나지 않음에도 불구하고 본인은 심하다고 느끼는 가짜 구취입니다. 타인이 냄새를 의식하지 못하고, 객관적 테스트에서도 구취라고 구분되지 않습니다.

많은 사람에게는 불안심리가 있습니다. 냄새가 나지 않아도 주위를 의식합니다. 이것이 심하면 가성구취가 됩니다. 병원에서 가성구취로 진단받은 환자의 90% 정도는 심리적 불안감에서 벗어납니다. 구취를 의식하지 않고 자연스런 생활을 합니다.

그러나 10% 내외는 구취 불안증에서 벗어나지 못합니다. 객관적인 진단에도 불구하고 여전히 입 냄새가 난다고 믿습니다. 이 같은 불안이 지속되면 공포증, 강박증으로 인해 대인관계에 극히 소극적이고 우울증 증세도 보일 수 있다. 또 실제로 없던 구취가 생깁니다. 극심한 스트레스가 입 마름, 소화불량, 간의 열, 위 기능 저하 등을 불러 입 냄새를 나게 합니다. 심리적 불안이 가성 구취인을 진성 구취인으로 악화시키는 것입니다.

질문한 분이 이 경우에 해당될 수 있습니다. 구취는 마음의 병인 심인성 요소가 있습니다. 따라서 개인별 심리상태에 맞는 치료를 해야 합니다. 단순화 하면 가성 구취인에게는 입 냄새가 나지 않는다고 정확하게 안내합니다. 다만 일부 가성 구취인에게는 위약효과와 심리적 접근도 필요합니다. 유능한 의사는 구취의 실제성 여부와 관계없이, 입 냄새 공포를 없애주는 것입니다.

입 냄새로 알 수 있는 질병진단

사례 55세 남성입니다. 술과 담배를 즐깁니다. 몇 달 전부터 입에서 사과향 비슷한 입 냄새를 느끼고 있습니다. 주위에서는 당뇨를 걱정하고 있습니다. 입 냄새로 당뇨 등의 질병을 알 수가 있나요?

김대복 한의학 박사 의견 먼저, 의견을 말씀 드립니다. 구취로 질환을 유추할 수 있습니다. 그러나 입 냄새로 질환을 단정하는 것은 위험합니다. 질병의 증상은 다양합니다. 여러 가지 증후 중의 하나로 이해하는 게 좋습니다.

입 냄새는 생리현상, 생활습관, 질환 등으로 발생합니다. 일부 질환은 특징적인 냄새를 풍깁니다. 이를 통해 질병을 어렴풋이 짐작할 수 있습니다. 질병에 따른 냄새유형을 소개합니다.

첫째, 당뇨입니다. 당뇨가 생기면 인슐린 분비가 잘 안 돼 탄수화물 분해 능력이 떨어집니다. 지방대사 과정에서 아세톤 성분이 폐를 통해 입으로 나갑니다. 이때 아세톤향이 풍깁니다. 아세톤 향은 사과 오렌지 등의 과일향과 비슷하게 느껴집니다.

둘째, 신부전증입니다. 신장 기능이 약하면 몸에 노폐물이 쌓입니다. 오장육부의 기능이 떨어지면 악취가 날 수 있습니다. 콩팥에 문제가 있는 신장병은 비린내, 요독증은 암모니아 냄새가 호흡시 날 수 있습니다.

셋째, 간질환입니다. 간은 해독작용, 영양소 저장, 담즙 생성 등 인체의 기능 유지에 중요한 역할을 합니다. 간에 이상이 생기면 단백질 대사로 생성되는 암모니아가 간에서 수용되지 못해 혈중에 많아지게 됩니다. 간이 심하게 손상되면 달콤하면서도 비린 아민향이 납니다. 간경화증은 달걀이나 피 썩는 냄새를 유발합니다. 급성 간염, 간경화, 담낭염 등은 달걀 부패 냄새에 곰팡이 냄새, 시큼한 냄새가 가미된 악취를 풍깁니다.

넷째, 소화기 질환입니다. 소화불량, 역류성 식도염, 위궤양 등은 역겨운 냄새를 나게 합니다. 악취는 위에서 올라오는 냄새가 식도에서 걸러지지 않고 배출되기 때문입니다. 악취는 위암이나 소화기 질환자도 비슷합니다. 위의 출혈은 피 썩는 냄새를 연상시킵니다.

다섯째, 기관지 질환입니다. 호흡기 계통에 염증이 있으면 숨이 차면서 악취가 날 수 있습니다. 악취는 모든 염증성 질환의 공통점입니다. 그런데 기관지에 문제가 있으면 기침이 잦거나 가래 증상이 동반되는 경향입니다. 흔히 숨이 차게 됩니다. 편도선염은 치즈 냄새와 흡사합니다.

이밖에 백혈병은 피가 썩는 냄새, 축농증이나 비염은 치즈 냄새, 폐의 염증은 심한 악취를 의심할 수 있습니다.

입 냄새와 유전의 상관관계

사례 40세 여성입니다. 50세인 남편에게서 입 냄새가 나는데 중학생인 아들과 딸에게서도 구취가 있습니다. 입 냄새도 유전이 되나요?

김대복 한의학 박사 의견 먼저, 의견을 말씀 드립니다. 구취는 유전 되지 않습니다. 입 냄새는 건강, 환경, 섭생, 생활습관 등의 영향을 받습니다. 다만 희귀유전질환이 있지만 특수한 경우에 해당합니다.

유전은 부모의 특성이 자녀에게 전해지는 현상입니다. 그러나 부모의 성향이 자녀에게 모두 나타나는 것은 아닙니다. 유전인자를 물려받았어도 환경이 결부되어야 발현되는 경우가 많습니다. 또 유전에는 우성과 열성이 변수가 됩니다.

미남과 미녀의 2세가 꼭 예쁜 것은 아니고, 천재와 천재가 사랑해도 영재를 낳는 것만은 아닙니다. 아토피, 고혈압, 당뇨, 전립선 등의 질환은 다른 유전요인에 비해 발현 확률이 높지만 절대적이지는 않습니다.

현대의학으로 구취의 유전인자는 밝혀지지 않았습니다. 입 냄새는 유전되지 않는다는 의미입니다. 입 냄새 유발 요인 중 하나가 설태입니다. 혀에 굴곡이 많고, 거칠면 음식 잔해물 등의 영양분이 침착돼 박테리아 서식 가능성이 높아집니다. 산소가 적은 깊은 틈새에는 혐기성 박테리아 증식 여건이 좋아집니다.

혀의 굴곡은 설유두로 인해 이루어집니다. 설유두는 보통 0.5mm 정도인데 일부 사람의 평균보다 길어서 털처럼 보이고, 혀의 표면도 더 거칩니다. 부모의 설유두가 길면 자녀의 혀 표면도 거친 경향이 있습니다. 이를 보고 유전으로 오인할 수 있습니다.

그러나 이는 구취의 유전이 아니라 혀의 형태 유전입니다. 구취에게 취약한 몸이 찬 체질, 육식 체질, 소화불량 체질, 약한 치아 등은 자녀에게도 이어질 수 있습니다. 이 또한 입 냄새 유전이 아닌 특성 전달에 불과합니다.

구취는 선천성이 아닌 후천성입니다. 신체 관리를 잘하면 입 냄새가 나지 않고, 구취가 시작됐어도 치료가 가능하다는 의미입니다. 구취의 원인은 크게 구강질환, 소화기질환으로 볼 수 있습니다. 구강질환에는 위에 설명한 설태를 비롯하여 치주염, 충치, 구강 건조증, 타액분비 이상 등이 있습니다. 소화기내과질환에는 역류성식도염, 위염, 만성소화불량, 간기능 이상, 신장질환, 대사 이상 등을 생각할 수 있습니다. 이비인후과 질환에는 부비동염, 비염, 편도염, 편도결석, 후비루 등이 대표적입니다. 이밖에 스트레스와 노화도 구취의 주요한 요인입니다.

입 냄새는 원인을 제대로 알면 쉽게 개선됩니다. 구강건조증과 소화불량은 침샘 분비 촉진 처방, 위장질환에 의한 구취는 습열 제거와 위장 기능 개선 처방을 합니다. 비염, 후비루 등은 코를 건강하게 하는 처방으로 입 냄새의 근본 원인을 제거합니다.

③ 입 냄새 제거 효능의 비타민C

입 냄새 제거 효능의 비타민C

사례 23세 여성입니다. 입에서 냄새가 나는 강박관념에 시달립니다. 잇몸질환은 없고, 속쓰림은 가끔 있습니다. 입 냄새에 비타민C가 좋다는 말을 들었습니다. 비타민C로 구취를 없앨 수 있을까요?

김대복 한의학 박사 의견 먼저, 의견을 말씀 드립니다. 비타민C는 구취 해소에 도움이 됩니다. 특히 잇몸질환이나 위장질환에 의한 입 냄새에 효과적입니다. 비타민C는 인체의 조직을 구성하는 콜라겐 합성에 중요한 역할을 하는 필수 영양소입니다. 체내에서 합성되지 않아 외부에서 섭취해야 하는 비타민C가 부족하면 괴혈병 위험이 있습니다. 탄수화물 일종인 비타민C의 다른 이름인 아스코르빈산(ascorbic acid)은 항괴혈병성인자(抗壞血病性因子 anti-scorbutic acid)의 준 말입니다. 괴혈병은 이가 흔들리고, 잇몸이 붓고 피가 납니다.

피하출혈, 조직출혈, 관절의 통증, 빈혈이 생기고 상처가 잘 낫지 않습니다. 양치를 깨끗이 해도 구강위생이 악화된 탓에 입 냄새에서 자유롭지 못합니다. 이 경우 비타민C를 복용하면 괴혈병이 치유돼 구취가 해소됩니다. 또 잇몸병과 치은염 등의 예방력이 있는 비타민C는 항산화효과로 인해 냄새를 사라지게 합니다.

또 속 쓰림과 신물이 넘어오는 위장질환도 구취를 유발할 수 있습니다. 잇몸질환이 없이 속쓰림 증상이 있다면 역류성 식도염, 위염 등의 위장 문제를 생각할 수 있습니다. 실제로 만성위염을 앓으면 구취가 심할 수 있고, 비타민C로 개선이 됩니다.

위염의 원인 중 하나가 헬리코박터균입니다. 독성이 없는 항산화제인 비타민C는 인체에 과잉 발생한 유해 활성산소를 제거합니다. 면역력이 강화된 신체는 위장 질환을 일으키는 헬리코박터균 번식과 감염을 효과적으로 억제합니다. 미국 캘리포니아대의 조엘 사이먼(Joel Simon) 박사팀의 연구에 의하면 혈중 비타민C 농도가 높은 그룹은 낮은 그룹에 비해 헬리코박터균 감염 위험이 25% 낮습니다.

인체에서 생성되지 않은 비타민C는 음식이나 영양제로 보충하는 게 일반적입니다. 비타민C는 과일과 채소에 풍부합니다. 특히 딸기, 귤, 감, 키위, 레몬, 오렌지 등에는 비타민C를 다량 함유하고 있습니다. 비타민C는 몸에서 필요한 양만 사용하고, 6시간이 지나면 모두 배출됩니다. 따라서 몸 안에 꾸준히 비타민C를 꾸준히 유지시키려면 하루에 2~3회 과일을 섭취하는 게 좋습니다.

한의학에서는 노폐물이 부패하면서 발생하는 담적을 비롯한 위장질환을 심인(心因)성, 상비(傷脾)성, 간담(肝膽)성으로 세분합니다. 심리적인 문제, 비장의 기능저하, 간과 담의 약화로 봅니다. 처방은 신경 안정, 기혈 소통, 심장과 비위 기능 강화를 위한 탕약과 침 등입니다. 다만 같은 위장질환도 사람의 체질이 다르기에 치료방법도 달라집니다. 위장질환과 잇몸질환 개선에 좋은 비타민C를 복용하거나 비타민C가 많은 과일과 야채를 섭취하면서 한약을 복용하면 치료효과가 더 좋습니다.

구취에 좋은 천연식품

사례 40세 남성입니다. 몸이 찬 체질이고, 술을 좋아합니다. 평소 소화력이 떨어지는 데 여름에는 복통도 자주 있습니다. 위장을 튼튼하게 할 천연식품이 있을까요?

김대복 한의학 박사 의견 먼저, 의견을 말씀드립니다. 음식을 포함한 천연식품은 좋은 치료제가 될 수 있습니다. 위장에 좋은 식품은 무, 마, 연근, 생강, 단호박, 매실, 토마토, 민들레, 마늘, 죽염, 양배추, 브로콜리 등 다양합니다. 다만 같은 식품과 약물도 체질에 따라 작용과 효과가 다를 수 있습니다. 음식도 증상과 원인 체질을 두루 확인한 뒤 섭취하면 보다 좋은 결과를 얻을 수 있습니다. 이 같은 천연식품은 위장질환으로 인해 생긴 구취 해소에도 도움이 됩니다.

위장은 위(胃)와 장(腸)의 합성어입니다. 위는 소화관으로 식도와 샘창자를 이어주는 복강 내 주머니이고, 소화기계인 장은 작은창자와 큰창자로 이루어집니다. 장은 소화와 흡수, 배설을 담당합니다. 위는 음식물의 소화, 소독, 저장 역할을 합니다. 이 기능에 문제가 생긴 게 위염, 위궤양, 위암, 과민성대장염, 궤양염대장염, 십이지장궤양 등 각종 위장질환입니다. 이 같은 위장질환은 섭생에 따라 다소 호전이 가능합니다.

한의학 장점 중 하나가 음식과 약물을 포함한 인체 친화적 치료입니다. 전통의학은 식약동원(食藥同源) 개념이 있습니다. 음식과 약의 근원을 같게 봅니다. 한의학 고서인 '천금방(千金方)'에서는 '병은 먼저 음식으로 치료하고, 낫지 않으면 약을 쓰라'고 했습니다. 음식이 보약이라는 의미입니다. 당나라 손사막이 쓴 천금방은 중국에서 처음 완비된 최고(最古)의 의학전서로 약물요법과 식이요법이 상세히 기록돼 있습니다.

식약동원 개념은 서양도 다르지 않습니다. 서양의학의 비조인 히포크라테스는 '음식을 약으로 삼고, 약을 음식으로 여기라(Let your food be your medicine, and your medicine be your food)'고 했습니다. 동양이나 서양이나 전통시대의 약은 자연의 약초입니다. 히포크라테스는 약성 식물을 음식처럼 먹게 하는 가운데 특정 질병의 치유를 생각한 것입니다.

위장 질환은 신경성 스트레스와 관련 깊습니다. 과민성대장염이 대표적입니다. 만성 스트레스는 한의학에서는 칠정상(七情傷)으로 풀이합니다. 희(喜) 노(怒) 우(憂) 사(思) 비(悲) 공(恐) 경(驚)의 7가지 감정 변화입니다. 감정 기복을 제대로 대처해 해소 시키지 못하면 연관 장기에 악영향을 받아 질병이 일어납니다. 위장병 상당부분은 칠정(七情)이 상

(傷)해서 발생합니다.

흔한 병리가 상열하한(上熱下寒)입니다. 한의학에서 건강 개념은 위는 서늘하고 아래는 따뜻한 것입니다. 그런데 거듭된 스트레스는 상반신에는 열증(熱證), 하반신에 한증(寒證)을 보이게 합니다. 이런 경우는 열감, 설사, 목마름, 인후통 등 여러 증상이 나타날 수 있습니다. 소화불량과 입 마름으로 인한 구취도 종종 발생 합니다.

생각이 많아도 병이 됩니다. 지나친 생각은 근심과 걱정으로 이어져 장부의 기능을 떨어뜨립니다. 제나라 민왕(閔王)은 생각이 많은 소심형 인간이었습니다. 깊은 생각과 걱정으로 악화돼 소화불량증에 걸렸습니다. 비위 기능이 떨어진 탓에 이런 저런 약이 듣지 않았습니다. 왕실 의사인 문지(文摯)가 "분노가 생각을 이긴다"는 노승사(怒勝思) 치료법을 썼습니다. 일종의 심리치료입니다. 문지는 민왕을 일부러 자극했고, 격분한 왕은 구토 후에 소화불량이 낫게 되었습니다. '여씨춘추'에 나오는 이 내용은 더 큰 자극으로 원래의 작은 자극에 대해 대범해지는 심리를 활용한 치료법입니다.

그러나 이런 경우는 흔치 않고, 특별한 방법입니다. 7가지 감정은 인간의 모든 심리와 육체 상태 변화를 의미합니다. 치료는 각각의 증세에 따라 여러 가지 방법이 있습니다. 다만 어떤 방법이나 심리적 안정감 추구가 밑바탕에 자리하고 있습니다. 동의보감에 표현된 이도치심(以道治心)은 마음을 안정시키는 심리 치료입니다.

한의학에서는 7정으로 인한 감정 변화에 맞는 다양한 탕약이 있습니다. 주로 위장을 보하고, 따뜻하게 해 다른 건강한 장기와 균형을 유지하게 하는 처방입니다. 고귀비탕, 소간해울탕, 가미사칠탕, 중미이진탕 등입니다. 위장질환에서 기인한 입 냄새는 건강이 회복되면 자연스럽게 사라집니다.

사위열탕과 구취

사례 23세 남성입니다. 구취에 관심이 많은 한의대생입니다. 입 냄새 처방에 사위열탕이 있습니다. 사위열탕이 구취에 도움이 되는 원리가 궁금합니다.

김대복 한의학 박사 의견 먼저, 의견을 말씀 드립니다. 사위열탕(瀉胃熱湯)은 위의 열을 내려주는 탕약입니다. 구취는 구강질환, 이비인후과 질환, 소화기내과 질환 등 다양한 원인에 의해 발생됩니다. 이중에서도 큰 비중을 차지하는 게 위(胃)의 열(熱)입니다. 음식섭취를 하면 위와 장은 연동 운동으로 소화를 시킵니다.

이때 불완전한 연소로 위와 장에 노폐물이 쌓이면 소화시간이 길게 됩니다. 위와 장에 과부하가 걸릴수록 더 많은 에너지가 필요합니다. 지나친 발열은 염증을 유발하고, 가스를 더욱 발생시킵니다. 이로 인해 위의 순기능인 소화, 살균, 분해 작용이 떨어집니다. 대신 소화가 덜 된 음식물의 부패과정에서 열이 발생해 위에 가스가 찹니다.

동의보감은 위의 열에서 구취가 생긴다는 뜻의 '구취자 위열야(口臭者 胃熱也)'라고 했습니다. 위의 열작용 과정을 '구취일증(口臭一證) 내

열기(乃熱氣) 온적흉격지간(蘊積胸膈之間) 협열이충(挾熱而衝) 발어구아(發於口也)'로 설명했습니다. 가슴에 쌓인 열기에 다시 열이 누적되면 위로 치솟아 입 냄새가 난다는 뜻입니다. 위열에 의한 구취는 특히 지독합니다. 긴 시간 동안 열과 습도가 높은 상태에서 부패가 진행된 탓입니다.

위의 열을 내리는 처방은 사위열탕(瀉胃熱湯)을 비롯하여 가감감로음(加減甘露飮), 용뇌계소환(龍腦鷄蘇丸) 등이 있습니다. 사위열탕은 위의 열로 인해 입술과 구강이 마르고, 터지고, 목이 마르고, 속이 답답하고, 변이 딱딱해지는 증상에 좋습니다. 동의보감에서는 위열로 인한 잇몸 부기, 잇몸 염증, 잇몸 허는 증상, 치통, 구취 용도로 설명했습니다.

현대의학 용어로는 치은염, 치주염, 풍치, 구강염, 구취로 볼 수 있습니다. 한의학에서는 구강질환 치료를 위열을 다스리는 데서도 찾습니다. 이는 위가 입, 잇몸, 치아와 경락으로 연결되기 때문입니다. 위의 높은 열이 경락으로 연결된 구강으로 배출되면서 증상이 나타납니다. 위와 장에 열이 쌓이면서 생긴 가스가 입으로 나오는 게 구취입니다. 또 위열은 구내염 등 구강질환을 일으킬 수도 있습니다. 실제로 풍치는 위열, 자극성 음식 섭취 때 많이 나타납니다. 따라서 위의 열을 없애면 구취가 해소되는 원리입니다. 염증과 냄새는 구강에서 발생했지만 원인은 위에 있는 것입니다.

사위열탕에는 박하, 당귀, 천궁, 생지황, 황련, 적작약, 치자, 방풍,

목단피, 형개, 감초가 들어갑니다. 단 사위탕은 속이 냉한 사람은 자제하는 게 좋습니다.

 사위열탕과 비슷한 게 청위산(淸胃散)입니다. 위열로 인한 치통, 몸에 열이 오르고, 얼굴이 붓고, 뇌가 땅기는 증세에 처방합니다. 차가움을 찾고, 따뜻함을 싫어하는 증상에 처방 되는 청위산은 황련, 승마, 당귀, 목단피, 생지황 등의 약재로 구성됩니다.

당구자와 구취

사례 45세 남성입니다. 술 애호가입니다. 오랜 기간 음주 탓인지, 입 냄새가 가끔 납니다. 약재인 산사는 위장과 혈관질환에 좋은 것으로 알고 있습니다. 그렇다면 산사로 빚은 술도 위장개선과 구취 해소에 좋을까요?

김대복 한의학 박사 의견 먼저, 의견을 말씀 드립니다. 술은 기호식품으로 의료 목적과는 거리가 있습니다. 다만 의약품이 부족하던 전통시대에는 동서양을 막론하고 술을 치료목적으로 사용했습니다. 세종대왕도 독감에 걸렸을 때 어의의 권유로 술로 열을 내고, 혈액순환을 촉진시킨 바 있습니다. 서양의학의 아버지인 히포크라테스는 와인을 질병 치료와 연계했습니다. 또 최근 연구에 따르면 일부 주종은 소량을 일정기간 마시면 심장병 예방이나 혈행 개선 등을 기대할 수 있습니다.

그러나 근본적으로 술은 약용이 아닙니다. 음주는 정신을 혼몽하게 하고, 몸을 뜨겁게 해 발적과 소양증 발생 가능성을 높입니다. 또 불필요한 수분을 생성시킵니다. 이로 인해 습이 많아지면 위장 기능이 저하되고, 피부 트러블 등 염증이 악화됩니다. 술은 혈행개선 등 일부 또는 일시적인 인체에 긍정적 요소도 있지만 지속적 음주는 건강악화와 구취 유발 원인이 됩니다.

위장과 혈관질환 개선 약재인 산사로 빚은 술도 여느 전통주와 마찬가지로 많이 마시면 몸에 좋지 않습니다. 우리 산야에서 자란 산사를 원료로 한 술이 2005년 샌프란시스코 국제 와인 대회에서 은메달을 수상한 적이 있습니다. 이는 우리 술의 재료와 품질의 우수성일 뿐 건강과 연계시킬 수는 없습니다.

그러나 재료인 산사는 다릅니다. 산사의 열매인 산사자(山査子)는 한의학에서 많이 쓰는 우수한 약재입니다. 약재는 새콤한 사과맛 나는 열매에서 씨앗을 제거하고 말린 것을 씁니다. 한의학에서는 산사자나 당구자(棠毬子)로 부르는 데 약방의 감초에 버금갈 정도로 여러 증상에 효용이 높습니다. 필자는 우수개 소리로 '약방의 감초, 약방의 산사'로 표현합니다. 혈압과 콜레스테롤을 낮추고, 심장병과 동맥경화를 예방합니다. 산사의 성분 중 락톤, 플라보노이드 등이 혈관을 확장시키고 혈류의 저항을 줄여주기 때문입니다. 또 소화 기능과 위장 건강도 높입니다. 몸이 여위거나 변비, 식욕저하, 헛배 부름에도 좋습니다.

특히 육류의 소화기능이 높습니다. 육류와 인스턴트 식품 섭취가 많은 현대인에게 최고의 건위제입니다. 산사의 과육에 많은 지방분해효소 덕분입니다. 전통음식에서 육류를 요리할 때 산사를 활용하는 이유입니다. 송나라 시인 소동파는 물류상감지(物類相感誌)에서 '오래 묵은

닭의 고기는 산사 열매를 넣어 끓이면 부드러워진다'고 기록했습니다.

한의학에서 혈액순환 촉진과 어혈을 푸는데 활용되는 산사자는 임산부와 여성의 생리적 복통과 출혈 억제에도 도움이 됩니다. 이 같은 원리는 자연스럽게 임산부의 구취 해소에도 적용됩니다. 전반적으로 소화기능 개선과 어혈을 풀고 복통을 없애는 당구자는 입 냄새의 간접원인을 사라지게 하는 효과가 있습니다.

삼림욕과 구취

사례 50세 남성입니다. 비염과 기침을 달고 삽니다. 폐의 기능도 강한 편이 아닙니다. 지인의 권유로 자주 산에 갑니다. 삼림욕을 하면 항균작용, 긴장완화 효과로 인해 입 냄새도 덜 난다고 들었습니다. 삼림욕을 꾸준히 하면 구취가 사라질 수 있나요?

김대복 한의학 박사 의견 먼저, 의견을 말씀 드립니다. 삼림욕은 구취 완화에 긍정 효과가 있습니다. 삼림욕은 숲속에서 청정한 대기를 쐬는 것으로 마음 안정, 운동, 시각과 청각의 청량감 등을 기대할 수 있습니다. 숲과 계곡에 풍부한 음이온과 산소는 진정, 혈액순환 촉진, 자율신경 조절 기능이 있습니다. 도심이나 인간관계에서 지친 몸과 마음을 평온하게 합니다.

특히 나무에서 나오는 방향성 물질인 피톤치드(Phytoncide)와 테르펜(Terpene)은 살균력으로 질병 예방 효과를 기대할 수 있습니다. 피톤치드는 나무가 미생물인 병균과 해충으로부터 스스로를 보호하기 위해 내뿜는 자연 항균 물질입니다.

폴리페놀계의 방향성물질이 많이 함유돼 심폐기능을 강화하고, 염증과 독소를 완화시킵니다. 폐가 좋지 않거나 아토피가 심한 사람이 삼림욕을 즐겨 하는 이유입니다. 테르펜은 신진대사, 혈액순환, 심신 안정, 살균작용을 촉진합니다.

  삼림욕은 피톤치드와 테르펜의 항균작용 등으로 입 냄새 개선 효과가 있습니다. 입 냄새의 큰 원인은 세균입니다. 박테리아가 타액 단백질과 펩타이드에 작용하여 악취를 풍기는 휘발성화합물을 생성합니다. 악취 유발 세균의 주 서식지는 혀의 찌꺼기입니다. 미생물에 주로 작용하는 피톤치드는 입 냄새 발생을 막는 역할을 합니다.

  긴 시간으로 보면 피톤치드는 입안의 유해 미생물에 대한 항균작용으로 구취 발생을 줄일 수 있습니다. 단기적으로도 이미 입 냄새를 일으키는 성분에 화학작용을 해 악취를 완화할 수 있습니다. 또 구강질환은 물론 위장질환, 이비인후과 질환에 긍정적 요소가 있습니다.

  피톤치드는 항균작용 외에도 구취와 관련하여 3가지 점에서 주목됩니다. 먼저, 자율신경 안정입니다. 스트레스는 구취의 한 원인입니다. 삼림욕으로 심신이 안정되면 입 냄새 발생 요인이 줄게 됩니다. 다음, 간 기능 개선입니다. 구취의 한 원인이 간 기능 저하입니다. 간염이나 간경화 등은 생선 비린내를 풍길 수 있습니다. 신장이 약하면 암모니아 냄새가 나고, 당뇨는 과일향이 풍깁니다.

  또한 불면증 해소입니다. 불면증도 신체기능을 떨어뜨리고 면역력을 저하시키고, 입 마름을 가속시켜 구취를 유발합니다.

그러나 삼림욕은 치료의 보조요법, 치료에 유효한 환경조성에 의미를 둬야 합니다. 치료는 구취의 원인파악과 적절한 처방이 따라야 합니다.

구취와 쑥

사례 40세 남성입니다. 시골에 살 때 들쑥갓을 약재로 쓴 기억이 있습니다. 염증을 제거하는 데 썼는데, 구취에도 효과가 있나요?

김대복 한의학 박사 의견 먼저, 의견을 말씀 드립니다. 들쑥갓은 한약재로 사용됩니다. 입 냄새에도 도움이 됩니다. 장소를 가리지 않고 잘 자라는 풀 중의 하나가 들쑥갓입니다. 유럽이 원산인 들쑥갓은 논과 밭, 집의 뜰 등 물기만 있으면 성장합니다. 도시의 방치된 시멘트 틈서리에서도 꽃을 피우는 털털한 식물입니다. 연중 꽃피는 들쑥갓의 어린잎은 배고픈 시절에 식용으로 썼습니다. 나물로 무쳐 배고픔을 달랬습니다. 그러나 쓴 맛이 나 크게 환영받지는 못했습니다. 꽃은 군락을 이루는 데 노란 색으로 소박한 아름다움이 있습니다.

들쑥갓은 약재로 활용합니다. 기생충을 제거하고 눈을 좋게 하는 것으로 알려진 들쑥갓은 해열과 해독 작용을 합니다. 민간에서는 몸의 통증을 완화시키는 방법으로 개쑥갓을 탕속에 넣어 목욕도 했습니다. 한의학에서는 구주천리광(歐洲千里光)으로 표현하는 데 소염(消炎). 전정, 진통효과가 있습니다. 복통, 편도선염, 인후염, 월경통, 치질 치료에 씁니다.

구주천리광은 월경으로 인한 입 냄새, 인후두 염증으로 인한 구취 해소에도 다소 도움이 됩니다. 여성의 입 냄새는 생리전후에 발생비율이 높아지는 경향이 있습니다. 또 구취인의 상당수는 인후통과 복통에 시달립니다. 이 같은 질환은 신장, 폐, 위장 등의 기능약화가 인후질환과 소화불량을 야기한 탓입니다.

구주천리광은 명나라 태조 주원장과 왕만의 이야기로 더 관심을 끕니다. 왕만은 원나라 말기에 주경야독을 하였으나, 과거시험에는 실패했습니다. 다행히 천거로 한림원에 들어갔으나 버티지 못하고 산에 들어가 은둔합니다. 그림을 그려서 생계를 유지하던 그에게 고비가 왔습니다. 연꽃이 가득한 연못의 정취에 빠져 밤늦게까지 붓칠을 했습니다. 그런데 다음날 물감에 포함된 종유석(鐘乳石) 부작용으로 눈에 염증이 생겼습니다. 돌가루가 눈에 들어가 안질을 유발한 것입니다.

한 달 여 고생을 한 그는 의원을 찾으러 다녔습니다. 그러나 깊은 산과 시골에는 변변한 의원이 없었습니다. 그는 우연히 만나 약초 채집 노인으로부터 한 가지 약초를 받았습니다. 약초를 물에 달여 복용하고 눈을 씻은 결과 눈병이 치료된 것은 물론 시력이 더 좋아졌습니다.

명나라가 건국되기 전 왕만은 주원장을 만났습니다. 주원장의 군사들은 갖가지 피부병과 안질로 고생하고 있었습니다. 왕만은 자신의 눈을 치료한 풀을 주원장에게 알려주었습니다. 주원장의 군사들의 몸은 좋아졌습니다. 주원장은 약초를 천리광(千里光)으로 명명 했습니다.

눈을 밝게 하는 것으로 옛사람들이 인식한 들쑥갓은 한의학적으로 간신(肝腎)을 강하게 합니다. 증상으로는 인후통에 효과가 뛰어납니다. 약이 귀했던 옛날에는 안질 치료뿐만 아니라 염증으로 인한 구취 치료에도 간접 효과를 기대했습니다. 그러나 약재가 다양한 요즘에는 구주천리광은 거의 쓰지 않습니다. 구취 치료에도 보다 효과적인 약재가 많기 때문입니다. 입 냄새와 관련한 들쑥갓은 '아, 옛날이여!'의 추억으로 사라졌습니다.

갈대와 입 냄새

사례 30세 남성입니다. 갈대는 목 이물감과 갈증에 좋다고 합니다. 약효가 가장 좋은 부위는 어디인가요?

김대복 한의학 박사 의견 먼저, 의견을 말씀 드립니다. 갈대는 한약재로서 입 냄새, 목이물감 등에 쓰입니다. 주로 뿌리를 약재로 이용합니다.

습지나 갯가는 모래가 많습니다. 이곳에서 잘 자라는 식물이 갈대입니다. 호수 주변에 군락을 이뤄 하늘거리는 갈대는 사색 분위기를 연출합니다. 은빛으로 물결치는 갈대바다는 인간의 심리가 묻혀 있습니다.

옛날 임금의 전용 이발사가 있었습니다. 왕의 귀는 당나귀 귀였습니다. 이발사는 왕의 신체 비밀을 알지만 말 할 수 없었습니다. 답답함은 마침내 병이 되어 우울증으로 악화됐습니다. 가슴앓이는 발산해야 치료됩니다. 이발사는 아무도 없는 갈대숲에 들어갔습니다. 오랜 시간 목청껏 외쳤습니다. "임금님 귀는 당나귀 귀다!" 그런데 바람이 불 때마다 갈대숲에서는 이발사의 목소리가 스치듯 울려 퍼졌습니다. 결국 왕의 비밀은 온 나라 백성이 알 게 됐습니다.

프랑스의 파스칼은 팡세에서 '인간은 생각하는 갈대'로 표현했습니다. 바람 불면 흔들리는 갈대에서 사람의 연약함을 본 것입니다. 프랑스의 낭만파 시인 빅토르 위고의 작품을 오페라 리골레토로 작곡한 베르디는 여자의 마음을 갈대로 노래했습니다.

동서양을 막론하고 흔들리는 모습에 인간의 변심을 생각한 듯합니다. 그런데 갈대의 꽃말은 신뢰입니다. 흔들릴지언정 구부러지지 않는 유연함으로 믿음을 지킨다는 의미입니다.

갈대는 버릴 게 하나도 없는 소중한 식물입니다. 용도가 다양합니다. 예전에는 어린 순은 식용하고, 이삭은 빗자루를 만들고, 이삭에 핀 털은 이불에 넣고, 줄기는 발이나 삿자리를 만들었습니다. 산업화 시대에는 펄프 원료로도 이용했습니다. 한자로 노(蘆)나 위(葦)로 쓰는 갈대는 한약재로도 큰 역할을 합니다. 한약재 이름은 뿌리인 노근(蘆根), 줄기인 노경(蘆莖), 잎인 노엽(蘆葉), 꽃인 노화(蘆花)로 구분됩니다.

동의보감은 찬 성질에 맛이 달며, 독이 없는 노근은 소갈과 외감열(感熱)을 낫게 하는 것으로 설명했습니다. 목 이물감, 딸꾹질, 식욕부진, 임신부의 심열, 이질, 갈증 해소에도 좋습니다. 본초강목은 물의 반대 방향으로 뻗은 뿌리의 높은 약효를 인정합니다.

노근은 구취 치료제로도 활용됩니다. 탕약을 지을 때 입 냄새 제거의 직접 원료로도 쓰이고, 다른 질환치료 때 구취를 완화하는 간접원료로도 활용됩니다. 노근의 효용은 대부분 입 냄새와 연관 있는 질환입니다. 위(胃)의 음혈부족(陰血不足), 갈증, 구토, 소화불량, 위의 열, 속 쓰림, 위산역류, 가슴 답답, 설사, 이질, 심열(心熱) 등입니다. 이 같은 증상은 입 냄새를 일으키는 요인들입니다.

노근은 입 냄새와 여러 질환에 두루 사용되지만 비위허한(脾胃虛寒), 만성장염, 한(寒)으로 인한 구토에는 피해야 합니다. 갈대는 흔들리는 여심을 저격할 뿐만 아니라 입 냄새를 날리는 주요한 한약재입니다.

민들레와 입 냄새

사례 50세. 남성입니다. 위가 좋지 않아 민들레 차를 복용하고 있습니다. 민들레가 소화력도 좋게 하나요?

김대복 한의학 박사 의견 먼저, 의견을 말씀 드립니다. 민들레는 염증을 완화하고 열을 내리고, 독소를 제거하는 효과가 있습니다. 소화력도 키웁니다.

따뜻한 봄에는 산과 들에 민들레가 핍니다. 민들레로 차를 만들어 마시면 입 냄새 완화를 기대할 수 있습니다. 커피나 탄산 등의 강한 산성이나 자극성 강한 음료는 구취를 유발할 수도 있습니다. 이에 비해 민들레의 어린 순은 나물과 국거리로 이용하고, 뿌리는 술을 담그고, 생즙은 약용이 됩니다. 몸에 부담을 주지 않는 식물로 장복을 해도 괜찮습니다. 사상체질로 보면 태음인에게 가장 적합 합니다.

민들레는 한의학에서 포공영(蒲公英)이라고 합니다. 약재로서의 주요 작용부위는 간(肝)과 위(胃)입니다. 동의보감은 여성 유방 질병에 주효한 것으로 설명합니다. 민들레의 핵심 효능은 소염과 청열해독(淸熱解

毒)입니다. 청열은 열기를 내려주는 것이고, 해독은 독성(毒性)을 풀어주는 것입니다.

소염작용은 민들레에 함유된 루테올린(luteolin)과 연관 있습니다. 루테올린은 인체에서 Cox-2(Cyclooxygenase-2) 효소를 억제합니다. 이 효소는 염증과 발열을 일으키는 프로스타글란딘2를 만듭니다. 민들레가 염증과 발열을 막는 효과가 있는 이유입니다.

민들레의 잎과 줄기에는 실리마린, 콜린, 리롤산이 함유돼 있습니다. 실리마린은 간세포 재생과 위염에 좋습니다. 콜린은 비타민 B 복합체로 지방간의 예방인자로서 알려져 있으며 지방대사 질환 치료에 활용됩니다. 리롤산은 콜레스테롤 침강을 억제해 동맥경화에 유효합니다. 이 같은 성분은 간경화, 지방간, 만성간염 등을 앓는 사람들이 민간요법으로 활용하는 근거가 됩니다.

본초강목 등 다수의 한의서에서는 약용 민들레에 대해 간질환과 함께 소화불량과 위염 등의 위장질환, 유방염, 이뇨작용, 근 골격 개선에 효과적인 것으로 기술하고 있습니다.

민들레를 활용한 민간요법은 생즙음용, 환복용, 차음용 등입니다. 위장질환개선, 소염작용, 이뇨작용, 간질환 개선에 도움이 되는 민들레차는 입 냄새 완화를 위해 마시기도 합니다. 차나 약으로 쓰기 위한 민들레 채취는 꽃피기 전후에 합니다. 뿌리째 채취해 잘게 썰어 햇볕에 말립니다. 차는 하루 2~3잔 마시면 좋습니다.

콧물과 입 냄새

사례 27세 여성입니다. 여름철인데도 콧물이 자주 나고, 목 뒤로 콧물이 넘어가곤 합니다. 또 목이 까칠하고, 코에서 냄새가 나는 것 같습니다. 콧물 증상을 완화할 음식이 있을까요?

김대복 한의학 박사 의견 먼저, 의견을 말씀드립니다. 목 뒤로 콧물이 넘어가고, 목 이물감과 헛기침이 있으면 후비루증후군입니다. 증상이 심하면 입 냄새가 날 수도 있습니다.

후비루증후군은 콧물이 배출 길을 제대로 찾지 못해 목 뒤로 넘어가며 생기는 질환입니다. 주로 찬바람이 부는 늦가을부터 초봄까지 심해집니다. 목감기 계절과 겹칩니다. 그런데 섭씨 30도 전후의 한 여름에도 후비루 증상은 기승을 부립니다. 에어컨 사용 등으로 체온의 불균형, 면역력 저하, 바이러스 감염 등에 쉽게 노출 되는 까닭입니다. 후비루는 코 질환인 비염, 부비동염과 동반되는 경우가 많습니다.

후비루 치료는 원인질환인 비염이나 부비동염, 알레르기 등을 먼저 처치해야 합니다. 신궁환 등으로 몸을 해독하고 혈액을 맑게 하며, 폐 기능 자체를 강화시키는 게 방법입니다. 비염고, 청비수, 통비수 등도 증상에 따라 가감하면 좋습니다. 또 코와 위장 기능을 강화하는 식품 섭취도 효과적입니다.

후비루에 좋은 음식은 생강, 콩, 대추, 신선한 야채가 있습니다. 반대로 밀가루 음식, 차가운 음식, 술, 담배는 피해야 할 음식입니다.

항산화제와 입 냄새

사례 45세 여성입니다. 몸이 늘 피곤해서 항산화제 주사를 맞습니다. 항산화제가 구취에도 도움이 될까요?

김대복 한의학 박사 의견 먼저, 의견을 말씀 드립니다. 활성산소가 넘치면 인체 조직이 파괴됩니다. 항산화제는 활성산소를 억제하는 물질입니다. 전신 피로 등을 해소하기에 입 냄새에도 긍정적 효과가 기대됩니다.

늘 피곤해 하는 사람이 있습니다. 매사에 힘들어하고 무기력합니다. 집중력이 떨어지고, 업무 능률도 낮습니다. 휴식을 취해도 여전히 온몸이 피로합니다. 수면장애, 두통, 관절통, 기억력 감소, 어지러움, 오심, 불안 등이 동반될 수 있습니다. 특별한 질병이 없는데도 이 같은 증세가 6개월 이상 지속되면 만성피로를 의심하게 됩니다. 피로는 객관적 수치가 아닌 주관적 판단입니다. 만성피로의 원인은 중추신경계 질환, 바이러스 감염, 극심한 스트레스, 독성 물질 등으로 추정됩니다.

일반적으로 피로 발생 메커니즘은 전신적인 생리기능 변화, 체내의 글리코겐이나 산소 등의 에너지원 소모, 젖산 축적으로 인한 인체 기관의 기능저하 등입니다. 이로 인해 몸의 항상성(Homeostasis)이 깨진 것입니다.

최근 원인불명의 만성피로에는 항산화요법이 적용되기도 합니다. 항산화제는 활성산소를 제거합니다. 에너지 대사 과정에서 과잉 발생한 활성산소는 인체 조직을 공격해 기능을 약화시킵니다. 셀레늄, 비타민 C, 글루타치온 등의 항산화제는 세포나 조직의 손상을 막아 인체 기능을 정상으로 회복시키는 촉매 역할을 합니다. 인체 기능이 회복되면 자연스럽게 만성피로도 사라지는 원리입니다. 한의학에서는 전신 원기회복 방법으로 인삼, 더덕 등 항산화성분이 포함된 약재를 다수 처방해 오고 있습니다.

만성피로에 시달리는 사람 중 일부는 입 냄새가 심합니다. 만성피로와 구취의 연관 질환으로 흔히 역류성식도염 등의 위장질환을 생각합니다. 그런데 의외로 많은 게 내분비 대사 질환입니다. 당뇨, 간 기능 이상, 만성 신부전증 등입니다.

이중에서 심한 당뇨는 입이 자주 마르고, 과일향이나 아세톤 같은 구취를 풍깁니다. 인슐린 분비가 적어 지방대사가 활성화 되면서 아세톤 성분을 배출하기 때문입니다. 또 혈중의 높은 당 농도는 혈액이 끈적이게 해 냄새를 더 심하게 합니다. 여러 합병증을 유발하는 당뇨는 식습관과 생활습관 개선이 우선 돼야 합니다. 특히 체중조절과 인슐린효과를 높이는 운동은 꾸준히 해야 합니다.

  당뇨는 한의학에서 소갈증입니다. 치료는 체질과 진행과정에 따라 달리합니다. 큰 틀은 기능이 저하된 췌장내분비계와 신장의 원기를 북돋우는 방법입니다. 구체적으로 폐와 관련 있는 상소(上消), 위장과 연관된 중소(中消), 신장과 관련 있는 하소(下消)로 세분해 접근합니다. 탕약은 백호탕, 전씨백출탕 등 당뇨의 정도에 따라 달리 처방합니다. 구취는 당뇨가 좋아지면 자연스럽게 사라집니다.

가미치위탕과 입 냄새

사례 35세 여성입니다. 역류성식도염으로 많은 고생을 하고 있습니다. 한의원에서 가미치위탕을 처방받아 복용하고 있습니다. 가미치위탕이 무엇인가요?

김대복 한의학 박사 의견 먼저, 의견을 말씀 드립니다. 가미치위탕은 위장관 기능을 돕는 탕약입니다. 역류성식도염, 급만성위염, 장염, 위산과다, 위확장증, 위하수증, 위궤양 등의 소화기 질환에 적용됩니다. 주 약재는 반하, 백편두, 지실, 황련입니다.

입 냄새는 2080, 구취치료는 3040특징을 보입니다. 2080은 20세에서 80세까지 성인을 의미 합니다. 3040은 30대와 40대 청장년층입니다. 입 냄새는 성인에게 보편적으로 나타나는데 정작 치료는 30대와 40대가 적극적입니다. 구취는 인구의 50~60%가 느끼고 있습니다. 10명 중에 5~6명이 입 냄새로 고민하거나 고통 받고 있습니다. 그중에서도 30대 후반과 40대 초반의 치료 비중이 높습니다. 필자의 치료 경험으로는 구취 고객 3~4명 중 1명은 35~43세입니다.

필자는 2015년에 구취 환자 치료에 관한 논문을 발표했습니다. 연구를 위해 2014년 1년 동안 혜은당클린한의원에서 치료받은 남자 165명(35.2%)과 여자 304명(64.8%) 등 469명을 분석했습니다. 나이별로 나누면 30대가 147명(31.3%)으로 가장 많았습니다. 40대는 118명(25.2%), 20대가 115명(24.5%)이었습니다. 최저 연령은 19세, 최고 연령은 81세로 평균 연령은 38.9세였습니다. 이 같은 비율은 구취 치료를 전문으로 하는 다른 병원도 비슷합니다.

이는 몇 가지 요인으로 풀이됩니다. 먼저, 3040은 사회의 중추세대입니다. 왕성한 사회생활에서 대인관계는 생명과 같습니다. 입 냄새는 직장에서의 성공, 영업 목적 달성 등 삶의 질에 큰 영향을 미칠 수 있습니다. 다음, 신체노화 진행을 피부로 느끼는 시기입니다. 노화는 20세 무렵부터 진행됩니다. 30대 초중반까지는 크게 자각하지 못하던 노화를 30대 후반부터는 피부로 느끼는 경우가 많습니다. 전반적으로 건강에 대해 생각하기 시작하는 나이입니다.

또한 경제능력의 시기입니다. 병원에 가려면 돈이 필요합니다. 3040세대는 돈을 버는 연령대입니다. 6070등 중노년은 입 냄새가 나도 병원행을 망설일 수 있습니다. 이에 비해 청장년 세대는 직접 경제활동을 하기에 질환 치료에 적극적입니다.

3040은 구취 치료 성공률에 대한 희망도 높습니다. 한의원을 찾은 것은 입 냄새 치료 확신을 한 결과로 볼 수 있습니다. 실제 치료 만족률은 95~98%에 이릅니다. 2014년 혜은당클린에서 치료받은 469명중 448

명이 매우 만족감을 표시했습니다. 95%가 입 냄새가 완전히 사라졌다고 응답한 셈입니다. 14명(3.0%)도 만족감을 표시했습니다. 이는 100명 중 98명꼴로 구취의 고통에서 벗어났음을 의미합니다.

치료기간은 3개월이 311명(66.3%)으로 가장 많았고, 2개월이 106명(22.6%), 1개월이 52명(11.1%)으로 평균은 2.55개월이었습니다. 입 냄새가 3개월이면 치료가 됨을 알 수 있습니다. 처방한 한약은 가미치위탕(加味治胃湯)이 360명(76.7%)으로 가장 많았고, 신궁환(神芎丸), 영신환(靈神丸), 여택통기탕(麗澤通氣湯)이 각각 39명(8.3%)이었습니다.

유자와 입 냄새

사례 33세 여성입니다. 산후 입 냄새로 고민입니다. 평소 유자차를 즐깁니다. 유자차를 장복하면 입 냄새 완화에 도움이 될까요?

김대복 한의학 박사 의견 먼저, 의견을 말씀 드립니다. 유자가 입 냄새 치료제는 아닙니다. 그러나 꾸준히 유자차를 복용하면 입 냄새 완화에 도움이 됩니다.

유자(柚子)는 남해안에서 자라는 운향과 나무로 노란 열매는 서늘하고 맛이 십니다. 한국 일본 중국의 동양 삼국 중에서 우리나라 것이 향이 가장 진합니다. 유자는 예나 지금이나 인기가 많습니다. 옛말에 '동지에 유자차를 마시고 유자탕에서 목욕 하면 일 년 동안 감기에 걸리지 않는다'는 표현도 있습니다. 웰빙족이 대세인 요즘에는 건강차로 인기 전성기를 달리고 있습니다.

항산화식품인 유자는 해독, 소화촉진, 구취제거 등의 빼어난 효능으로 신라시대부터 약용으로 활용됐습니다. 본초강목은 등자(橙子←유자)의 효능을 '숙취해소, 구취제거, 장과 위의 독소배출, 산후 식욕촉진, 기의 흐름 강화'로 설명했습니다. '뇌혈관 장애로 생기는 중풍, 답답함 해소, 수면 안정, 맑은 정신 회복의 장점도 안내했습니다. 송나라 시대의 개보본초(開寶本草)는 '오심(惡心)을 없애고 신물을 사라지게 한다'고 했고, 청나라에서 발간한 옥추약해(玉楸藥解)에서는 주독해소 효능을 기록했습니다.

동의보감에서는 과일을 넘어선 약으로 보고 아예 약귤로 칭했습니다. 위장의 삿된 기운 제거, 숙취해소, 주당의 입 냄새 완화에 주목했습니다. 술꾼의 입 냄새 제거법으로는 유자 알갱이나 껍질을 입에 물고 있거나 껍질을 달여 차로 마시게 했습니다.

한방 의서들을 종합하면 유자는 원활한 독소 배출로 구취와 체취를 사라지게 합니다. 피로회복과 피부미용에도 좋은 효과를 내게 합니다. 기의 자연스런 순환은 풍(風) 질환과 신경통 예방에 도움이 됩니다. 뇌혈관 장애나 중풍 예방 가능성은 모세혈관을 보호하는 헤스페리딘 성분과도 관계 있습니다. 소화촉진, 염증완화, 배설작용은 위장질환과 목의 염증에 의한 구취 가능성을 줄여줍니다. 면역력 강화로 피로회복, 감기 예방 등에 좋습니다.

실제로 유자에는 여느 감귤류에 비해 비타민 C가 월등하게 많고, 비타민B와 당질, ·단백질도 풍부합니다. 뼈를 튼튼하게 하는 칼슘의 함유량은 사과 보다 10배 이상 많습니다. 항암작용을 하는 리모노이드 성분도 일부 함유됐습니다.

유자가 구취해소 관점에서 각광받는 것은 구연산이 많기 때문입니다. 소화기능을 활성화시키는 구연산은 식욕, 피로회복 촉진역할을 합니다. 무와 결합하면 가래기침을 완화하는 데 도움이 됩니다. 구취는 내장질환에 의한 경우도 있습니다. 오랜 기간 소화불량이 계속되면 구취로 이어질 수 있습니다. 또 스트레스는 면역력을 약화시키고, 구취도 유발 시킵니다. 당뇨, 간 기능 이상도 입 냄새 원인이 될 수 있습니다. 껍질에는 펙틴, 헤스페리딘 성분도 듬뿍 담긴 항산화식품 유자를 차로 복용하면 노화지연은 물론 입 냄새 완화 효과도 볼 수 있습니다.

④ 목이물감으로 인한 입냄새 5가지 이유

동양의 입 냄새와 서양의 구취

사례 33세 여성입니다. 약한 입 냄새가 있습니다. 미국 유학시절에는 구취에 신경 쓰지 않았습니다. 그런데 한국에 돌아온 뒤에는 의식을 많이 합니다. 입 냄새에 대한 동서양의 정의와 생각이 궁금합니다.

김대복 한의학 박사 의견 먼저, 의견을 말씀 드립니다. 입 냄새에 대한 시각은 문화마다 다르고, 개인마다 차이가 있습니다. 일반적으로 한국처럼 친밀한 인간관계가 요구되는 사회, 타인을 의식하는 문화가 발달한 사회일수록 구취에 민감한 편입니다.

구취의 의미와 어원을 살피면 입 냄새의 문화적 이해에 도움이 될 듯싶습니다. 구취(口臭)는 입에서 나는 구린 냄새 입니다. 좋지 않은 냄새 입니다. 숨을 쉬거나 말을 할 때 나는 악취 입니다. 구취는 한국과 중국에서 같은 의미의 단어를 씁니다.

우리나라의 '냄새가 난다, 구취가 있다'의 중국 표현은 '유구취(有口臭)입니다. 구취는 구과(口過)로 표현되기도 합니다. 입구(口)에 지날 과(過)를 씁니다. 입에서 나오는 냄새가 역겹다는 뜻이죠. 구취의 일반적인 영어 표현은 Halitosis입니다. 이 단어는 라틴어가 기원 입니다. 숨 쉼을 의미하는 'halitus'와 병든 상태를 뜻하는 'osis'의 합성어 입니다.

구취는 순수 우리말로 입 냄새입니다. 의미상 느낌은 한문인 구취가 센 말입니다. 구취는 역겨운 냄새가 폴폴 나는 것을 상상하게 됩니다. 입 냄새는 심한 것과 약한 것을 모두 떠올립니다. '입 냄새가 난다'고 하면 신경 쓸 정도로 받아들이지만 '구취가 있다'고 하면 치료의 필요성을 연상하는 경향이 있습니다.

구취와 입 냄새는 세 유형으로 구분할 수 있습니다. 구취의 영어 표현은 bad breth, Oral malodo, halitosis로 표현합니다. 모두 입 냄새나 구취로 번역됩니다. 구분되지 않는 세 표현은 미세한 차이를 담고 있습니다.

Bad breth는 나쁜 호흡으로 직역할 수 있습니다. 숨을 내쉴 때 좋지 않은 냄새가 나는 것입니다. 입에서 상쾌하지 않은 냄새가 남을 지적할 때 사용 합니다. 생리적 현상으로 받아들이고, 질환과는 연계하지 않기에 심각함은 덜합니다.

Oral malodor는 입안의 고약한 냄새 입니다. 구강질환이나 음식물 찌꺼기 부패 등 입안에서 비롯된 악취를 일컫습니다. 주로 치과에서 다루는 구강 질환적 의미입니다. Bad breth에서 특정 질환을 강조하는 의미로 분화됐습니다.

Halitosis는 마찬가지로 심한 입 냄새 입니다. Oral malodor가 입 안에서 냄새가 유발되는 데 비해 halitosis의 발원지는 온몸을 포괄 합니다. 입, 목, 코, 위장 등 전신에서 발생할 수 있습니다. Halitosis도 처음에는 Bad breth로 이야기 됐습니다.

그러나 구강 청결제 리스테린(Listerine) 제조사에서 공포 마케팅 차원에서 Halitosis를 사용했습니다. 제품이 출시된 1914년의 미국이나 유럽 사람은 약간의 입 냄새를 자연스럽게 받아들였습니다. 제조사는 마케팅 차원에서 나쁜 냄새(bad breath) 대신 구취(Halitosis) 용어를 사용하고, 스토리텔링을 실시했습니다.

이 영향으로 요즘에 구취는 Halitosis로 많이 표현 됩니다. 하지만 bad breth, Oral malodo도 여전히 통용 됩니다. 또 실제 의미로 구분 하지도 않습니다. 따라서 세 표현 모두 사용되고, 나눌 필요도 없습니다.

서양의학 목이물감, 한의학 내풍

사례 40세 남성입니다. 3년 전쯤부터 목 이물감이 심합니다. 처음에 기침을 해 단순 감기로 생각했고, 이후에 편도선염 치료와 비염 치료를 했습니다. 이비인후과에서 내시경 검사를 했으나 특별한 이상이 없다고 들었습니다. 답답한 마음에 한의원을 찾았더니 매핵기라고 합니다. 그러나 목이물감은 계속되고 있습니다. 전화를 받을 때는 갑자기 말이 안 나와 당황한 적도 있습니다. 많이 답답합니다.

김대복 한의학 박사 의견 먼저, 의견을 말씀 드립니다. 목이물감은 원인이 다양하고 현대의학과 한의학의 접근법에 차이가 있습니다. 이에 목이물감에 대한 동서양의학 관점, 한의학적 진단, 한의학적 해소법으로 답변 드리겠습니다.

목이물감은 목에 무엇인가 걸린 듯한 느낌의 불편함입니다. 목이 막힌 듯 답답하고, 컬컬하고, 마른기침을 합니다. 물을 마셔도 효과는 잠시에 불과합니다. 이 같은 증상이 지속되면 호흡불안, 가슴 답답증, 스트레스, 불면증, 구취 등이 올 수도 있습니다.

급성 질환에 따른 목 이물감은 치료 기간이 짧고, 휴식으로도 호전 됩니다. 하지만 몇 주에서 몇 개월씩 증상이 지속되면 다른 질환을 의심해

봐야 합니다. 비염이나 호흡기 질환을 자주 앓았다면 호흡기 질환을, 소화기에 문제가 많았다면 소화기 질환과의 연관성을 살펴야 합니다.

흔히 목이물감 원인을 인후염, 역류성 식도염 등으로 이야기 합니다. 이 같은 이유로 치료를 받았는데도 호전이 되지 않으면 지나친 걱정을 의미하는 심인성(신경성)이라는 표현도 합니다. 목에 염증이 없고, 성격이 예민하지도 않은데 심인성 진단을 받으면 더욱 답답할 수밖에 없습니다. 스트레스로 인한 목이물감은 마음을 편안히 하는 게 최선입니다. 스트레스성 목이물감은 한의학에서 말하는 매핵기와 유사합니다.

목이물감의 시각은 한의학과 서양의학이 다른 부분이 있습니다. 목이물감을 서양의학에서는 인후부의 자기공명촬영, 인후부, 소화기 내과적 요소 등 다양한 방법으로 원인 찾기를 시도 합니다. 그 결과 인두염, 역류성 식도염, 편도결석, 편도비대, 편도선염 등이 발견될 수도 있습니다.

그런데 정밀사진을 찍어도 목에 특별한 이상이 없는 경우가 있습니다. 불편함은 계속되는데 목에 염증 등 이상이 없는 것으로 나타납니다. 이 경우 '예민한 성격', '민감한 반응' 등의 심리적 접근도 합니다.

한의학에서는 목소리 이상을 크게 폐경(肺經)의 문제로 봅니다. 목소리가 비정상인 실음(失音)의 원인을 실증(實證), 허증(虛證), 담습(痰濕) 등으로 접근합니다. 실증은 사기(邪氣)가 막혀 기 흐름이 제대로 되지 않는 기역(氣逆)으로 갑자기 목에 무리가 간 경우입니다. 허증(虛證)은 지속적으로 진액과 혈이 말라서 인두가 손상되거나 혀에 이상이 생겨 발생 합니다. 담습(痰濕)은 기도(氣道)가 통하지 않는 것인데 비만인 사람에게서 빈도가 높습니다. 목이물감, 헛기침, 쉰 목소리 원인을 인체 전체 맥락에서 파악 합니다. 크고 많은 목소리와 함께 위와 장의 열, 소화액 분비, 침의 감소, 코의 질환 등 다양한 관점에서 찾습니다.

양의학의 심인성은 한의학의 내풍(內風)으로 풀이할 수 있습니다. 내풍은 병을 앓는 과정에 생긴 풍증(風證), 화열(火熱)이 몹시 성하거나 음혈부족(陰血不足) 등으로 생깁니다. 소문(素問)의 풍론(風論)에서는 '방사하여 땀이 날 때 바람을 맞으면 내풍이 된다(入房汗出中風, 則爲內風)'고 설명합니다.

자율신경 균형이 무너지고, 혈액의 점도가 높아지는 등 면역체계 약화로 현기증, 혼미함, 목이물감 등 여러 증상이 유발 됩니다. 내풍과 함께 온 허열은 인후부, 식도 등을 자극해 염증이나 이물감을 일으킬 수 있습니다.

동의보감에서 제시한 대증적 처방 중 하나는 향성파적환입니다. 인후질환, 특히 성대 이상을 잘 다스리는 약입니다. 쉰 목소리, 목이물감, 헛기침, 인후통, 인후염을 잡는 데 좋습니다. 미세먼지, 흡연, 황사, 대기오염으로 인해 목의 불쾌감이 더해지는 요즘에는 이비인후의 피로도를 낮추는데도 유용합니다.

춘곤증 입 냄새와 식곤증 구취

사례 35세 직장 여성입니다. 봄에는 춘곤증으로, 여름에는 식곤증으로 신경이 많이 쓰입니다. 점심을 먹고 30분 정도 수면을 취합니다. 단잠을 자고 나면 입에서 달고 쓴 냄새도 납니다. 춘곤증이나 식곤증도 병일까요?

김대복 한의학 박사 의견 먼저, 의견을 말씀 드립니다. 춘곤증과 식곤증은 자연적인 생리현상입니다. 또 자고 나면 입에서 약간의 냄새가 날 수 있습니다. 춘곤증이나 식곤증으로 인한 수면과 구취는 지극히 정상입니다. 다만 스트레스를 받을 정도라면 내과적인 이상 유무를 확인할 필요가 있습니다. 위장기능이 약하면 식곤증과 춘곤증이 심하고, 입 냄새도 강하게 날 수 있습니다.

춘곤증은 봄철에 나른하고 피로를 쉽게 느끼는 증상이고, 식곤증은 음식 섭취 후 몸이 나른하고 졸음이 오는 현상입니다. 춘곤증과 식곤증은 주로 4월과 5월에 집중됩니다. 둘 다 생체리듬이 환경의 변화에 적응하지 못한 결과로 의학 용어가 아닌 생활용어이고, 질병도 아닙니다.

프리랜서나 자영업자 보다는 직장인이 춘곤증에 민감합니다. 사무실

근무, 커피 등의 기호식품, 신체활동 부족 등 복합 원인이 작용한 듯 싶습니다. 2017년에 한 단체가 직장인 580명을 대상으로 봄철 춘곤증 경험을 설문조사 했습니다. 그 결과 96.8%가 춘곤증을 경험했고, 그 중의 84.6%는 업무 지장 경험도 밝혔습니다. 하루 중에 각종 호르몬과 체온이 가장 낮은 때가 정오 전후입니다. 이때는 점심을 들 시간입니다. 식사 전후에 잠이 집중적으로 쏟아지기에 춘곤증과 식곤증은 많은 부분 겹치게 됩니다.

인체는 겨울에서 봄으로 갈 때 유독 버거워하는 경향이 있습니다. 봄은 겨울에 비해 낮이 길고, 밤이 짧고, 낮과 밤의 기온차도 심합니다. 직장이나 가정에서 새롭게 업무를 시작하는 계절입니다. 더 많은 일을 해야 하는 환경에 처한 인체는 신체적으로, 정신적으로 많은 에너지를 필요로 합니다. 자연스럽게 피로가 누적되고 하품을 자주 하게 됩니다.

인체의 기혈(氣血)이 원활할 시 열흘 남짓이면 환경 변화에 적응합니다. 춘곤증은 고작 보름 이내로 족합니다. 그러나 체력이 떨어지는 허약체질, 체온이 낮은 사람, 스트레스가 많은 경우, 환자 등은 에너지를 많이 소모하게 돼 춘곤증이 심한 편입니다.

특히 위장이 약하면 쉽게 피로를 느낍니다. 비장이나 위장이 약하면 음식물 섭취 때 더 많은 혈액이 요구됩니다. 이때 뇌로 가는 혈액과 산소가 부족하게 됩니다. 하품을 하며 피로를 느끼는 이유입니다.

춘곤증을 이기는 법은 균형 있는 섭생과 운동입니다. 풍부한 미네랄과 신선한 봄나물, 다양한 비타민, 고등어 등의 불포화 지방산 함유 생선, 소고기와 같은 고단백질 섭취로 체력과 면역력을 강화하는 게 좋은 방법입니다. 규칙적인 운동과 신선한 과일 야채 섭취도 바람직합니다.

그런데 일부는 졸음을 멀리하기 위해 커피와 흡연 등 기호식품을 가까이 합니다. 또 식사 후 곧바로 잠을 잡니다. 이 경우 자칫 입 마름과 함께 구취 생성 가능성이 있습니다.

커피는 각성효과로 잠을 멀리하게 하지만 탈수 작용으로 입 안을 마르게 하고, 흡연도 구강 내 온도를 높여 입 마름을 일으킵니다. 입안이 건조하면 세균이 증식하고, 잇몸과 치아 등의 구강 건강을 위협합니다. 입 냄새 원인이 됩니다. 또 식사 후 곧바로 눕거나 잠을 자면 침샘활동이 저하돼 소화기능이 떨어집니다. 지속적인 위장 부담은 음식물의 불완전분해로 이어져 구취를 유발하게 됩니다.

입 냄새 제거는 정확한 진단이 우선입니다. 원인은 다양하지만 식곤증이나 춘곤증과 연관된 구취는 위장의 습열과 한증이 많습니다. 소화기능 저하로 인해 음식물 지체 시간이 길어지고, 과부하된 위장은 열과 습한 기운을 갖게 됩니다. 이것이 입마름, 갈증, 궤양의 원인입니다. 증상과 체질에 따라 황련해독탕, 조위승기탕, 보중익기탕 등을 처방하면 좋아집니다.

일란성 쌍둥이 구취, 이란성 쌍둥이 입 냄새

사례 30세 남성입니다. 일란성 쌍둥이인 형에게서 입 냄새가 납니다. 저는 입 냄새가 없는데 많이 불안합니다. 형이나 저나 비염으로 고생하고 있습니다. 일란성 쌍둥이는 구취도 똑같이 나는 것인가요?

김대복 한의학 박사 의견 먼저, 의견을 말씀 드립니다. 일란성 쌍둥이 중 한 명이 구취가 있으면 다른 한 명도 입 냄새 가능성이 아주 높습니다. 이란성 쌍둥이의 입 냄새 연관성은 다른 형제의 그것과 비슷합니다.

구취는 유전이 아니지만 일란성 쌍둥이는 유전자가 일치해 환경에의 반응도 유사합니다. 질문자의 쌍둥이 형제는 모두 비염이 있습니다. 이는 유전적으로나 환경적으로 코 질환에 약한 체질로 볼 수 있습니다. 일란성 쌍둥이는 거의 모든 것이 흡사하게 나타납니다.

일란성 쌍둥이는 1개의 수정란이 2개나 4개의 세포로 분열한 뒤 각자 성장한 생명입니다. 1개의 수정란이기에 세포 분열과정에서 돌연변이가 일어나지 않는 한 유전자, 혈액형, 성별이 같을 수밖에 없습니다. 성(性), 외모 등이 유전적으로 거의 일치합니다. 자연 상태에서의 일란성 쌍둥이 출산 확률은 약 100만 분의 1에 불과합니다.

이란성 쌍둥이는 2개 이상의 난자에 다른 정자가 수정돼 성장한 생명입니다. 당연히 유전정보가 같지 않기에 외모, 성격, 혈액형, 성별 등이 다를 수 있습니다. 한 명이 구취가 있어도 다른 한 명의 연관성은 극히 낮습니다.

일란성 쌍둥이는 유전자가 거의 일치하기에 질환이나 성격 등도 매우 유사합니다. 탈모유전자, 비만 유전자, 두뇌력, 취향 등도 환경의 변수가 있지만 비슷하게 발현됩니다.

구취도 비슷합니다. 입 냄새 원인이 되는 소화기, 구강, 이비인후 등의 구조와 생활습관, 섭생이 유사한 결과입니다. 가령, 혀의 형태는 일란성 쌍둥이가 유사합니다. 구취는 유전되지 않지만 혀의 형태는 일란성쌍둥이에게 똑같이 유전됩니다. 구취에게 취약한 몸이 찬 체질, 육식 체질, 소화불량 체질, 약한 치아 등도 일란성 쌍둥이는 거의 같습니다.

그러나 이것은 입 냄새 유전이 아닌 특성 전달에 불과합니다. 혀의 형태가 굴곡이 많고, 거칠면 음식 잔해물 등의 영양분이 침착돼 박테리아 서식이 잘 됩니다. 산소가 적은 깊은 틈새에는 혐기성 박테리아 증식 여건이 좋아집니다. 이 경우 구취가 발생합니다.

일란성 쌍둥이 중에 한 명에게 입 냄새가 시작되면 다른 한 명도 특별하게 환경과 섭생, 건강을 체크하는 게 바람직합니다. 신체적 특징이 비슷하기에 환경요인에 의해 구취 가능성이 높기 때문입니다.

그러나 구취 요인을 미리 제거하면 유전이 아니기에 입 냄새에서 자유로울 수 있습니다. 입 냄새 예방은 구강질환, 이비인후과 질환, 소화기질환 예방과 음식조절로 가능합니다. 만약 입 냄새가 나기 시작하면 원인별로 대처해야 합니다. 한의학에서는 전반적인 면역력 강화와 체질별 처방으로 재발없는 구취 제거를 추구합니다.

구취 심리치료, 입 냄새 약물치료

사례 22세 여대생입니다. 입에서 냄새가 납니다. 매일 나는 것은 아니지만 자주 느낍니다. 제가 이야기를 하면 친구가 코에 손을 댄 적도 있습니다. 그런데 병원에서는 구취가 아니라고 합니다. 저는 입에서 냄새를 맡는데, 주위에서는 무반응입니다. 저는 어떻게 치료를 해야 하나요.

김대복 한의학 박사 의견 먼저, 의견을 말씀 드립니다. 입 냄새는 진성구취와 가성구취로 나눌 수 있습니다. 진성구취는 입 냄새가 나 주위에서 역겨움을 느끼는 것입니다. 가성구취는 타인이 냄새를 의식하지 못하지만 자신은 고민하는 경우입니다. 가성구취는 예민한 성격에서 잘 보입니다. 사람은 생리적으로 입 냄새를 포함한 체취가 있습니다. 생활에 불편을 느끼지 않는 정도입니다. 그런데 이를 심각한 냄새로 여기는 사람이 가성 구취인입니다. 이 경우는 약물치료가 아닌 심리치료, 마음 다스리기를 해야 합니다.

성인 10명 중 7, 8명은 구취를 걱정합니다. 타인은 알지 못하는데 자신만 냄새를 의식합니다. 그런데 실제로 주위에서 입 냄새를 알아채는 진성구취인 비율은 20~30% 에 불과합니다. 가성 구취인은 심리적 치유가 필요하고, 진성 구취인은 약물 등의 적극적인 처치를 해야 합니다. 또 체취의 일종인 겨드랑이 냄새 등은 수술 요법도 있습니다.

심리치료는 마음의 고통을 해결하기 위한 전문적인 심리적 활동입니다. 약물치료는 병을 다스릴 수 있는 약물을 복용 또는 바르는 행위입니다. 수술요법은 암내를 풍기는 땀샘을 절개하는 등의 적극적 치료법입니다.

심리치료는 명상법, 호흡법, 근육이완법 등 마음을 통제하는 방법이 잘 알려져 있습니다. 또 프로이트의 정신분석적 전통에서 출발한 꾸준한 상담을 통한 통찰치료, 부정적 습관과 문제반응을 직접 수정하는 행동치료, 약물 등으로 변화를 꾀하는 생물의학적 치료를 생각할 수 있습니다. '입 냄새가 난다'는 비합리적인 신념을 '냄새가 나지 않는다'나 '냄새가 생활에 지장이 없는 정도'라는 현실을 객관적으로 파악하게 안내하는 것입니다.

그러나 입 냄새를 의식하는 가성 구취인은 기간이 꽤 오래된 경우가 많습니다. 입 냄새 걱정을 넘어 구취 공포증, 대인공포증까지 악화된 사례도 있습니다. 그렇기에 단순한 마음 안정 권유 못지않게 때로는 일단 인정하는 자세도 필요합니다. 가성 구취인의 주장에 대해 수긍하는 것입니다.

의사는 환자를 치료하는 사람입니다. 환자는 두 종류입니다. 실제 몸이나 마음에 이상 증상이 있는 경우와, 지극히 정상이지만 본인은 아픔을 호소하는 경우입니다. 전자는 증상에 따른 처방을 하면 됩니다. 후

자는 심리적 치료가 필요합니다. 심리치료는 먼저 환자의 고통에 공감하는 것입니다.

한 번은 내원한 청소년기 학생이 입 냄새를 호소했습니다. 진료를 한 결과와 가족 및 주변의 이야기를 종합한 결과 가성 구취였습니다. 그러나 필자는 우선 학생의 고통에 대해 공감을 표했습니다. "요즘 학생과 같은 치료를 몇 번 한적이 있어요. 그동안의 고생을 끝낼 수 있어요. 학생은 위열로 인한 구취 증세가 있습니다. 약을 처방해 드리겠습니다. 단, 다음과 같은 조건을 꼭 지켜야 합니다."

이는 심리치료 중의 하나인 생물 의학적 치료인 셈입니다. 위약효과(Placebo effect)로도 설명 됩니다. 의사의 효과 없는 약 처방에도 환자의 긍정적인 믿음으로 인해 병세가 좋아지는 현상입니다.

가성구취나 진성구취나 의사는 고객의 말을 경청하는 것이 우선입니다. 이후 약물은 물론이고 마음 다스리기 등의 종합적 처방을 해야 합니다. 그러면 구취 공포증으로 악화된 가성 구취도 비교적 빠르게 치유됩니다. 마음은 몸에 영향을 주고, 몸은 마음을 다스립니다. 그렇기에 심리적 치료나 약물치료를 구분하기 전에 가장 효과적인 방법을 찾는 게 좋습니다.

이런 의미에서 의사는 단순한 의학 기술인을 넘어선 마음을 꿰뚫는 심리학자, 사람을 사랑하는 인문학자 등의 종합 예술가적 능력을 키울 필요가 있습니다.

공시족 구취, 고시생 입 냄새

사례 25세 여성입니다. 공무원 시험 준비 3년째입니다. 매일 책상에 책을 편 채 공부하는 게 습관이 되었습니다. 어느 순간부터 배에 가스가 자주 차고, 설사도 수시로 합니다. 스트레스를 받아서인지 입도 마르고 입 냄새가 납니다.

김대복 한의학 박사 의견 먼저, 의견을 말씀 드립니다. 오랜 시간 앉아서 공부를 하는 공시족(공무원시험준비생)과 고시족, 취업준비생은 운동부족, 스트레스, 불안감 등으로 인해 위장 기능이 많이 떨어집니다. 이로 인해 일부는 과민성대장증후군에 시달립니다. 특히 성격적으로 예민한 여성에게 발병 가능성이 더 높습니다. 과민성대장증후군은 대장 기능이 극히 저하됨은 물론이고, 소화불량으로 위장 기능이 약해진 상태가 많습니다. 이는 위산과다와 위열도 야기할 수 있습니다. 만성이 되면 호흡 때 입과 코를 통해 악취가 날 수 있습니다.

과민성대장증후군은 긴장과 스트레스로 인하여 만성 복통, 설사, 변비가 3개월 이상 장기간 지속되는데 인구의 약 15%가 고통 받고 있습니다. 예민한 성격과 자율신경계가 불안정한 사람에게 많이 발생합니다. 증상은 수시로 화장실을 들락거리고, 잔변감도 남는 설사형 과민성 대장증후군과 설사와 변비가 며칠이나 몇 주 단위로 바꿔 일어나는 유형이 있습니다.

또 복통형 과민성대장증후군은 뚜렷한 설사성 대변은 아니지만 잦은 복통, 복부 팽만감, 소화불량 지속으로 가늘고 무른 변을 봅니다. 긴장형 과민성대장증후군은 평소에는 큰 불편함이 없지만 긴장하면 헛배 부름, 복통, 설사가 일어납니다.

한의학에서는 과민성대장증후군 원인은 크게 4가지로 보고 있습니다. 먼저, 대장의 습열(濕熱)입니다. 태음인 체질, 자극성 음식, 지나친 음주, 장염 등 감염증 후의 과민증은 습열을 쌓이게 합니다.

다음, 소화기능 저하입니다. 소음인 체질, 잦은 소화불량, 큰 질환, 불규칙한 식사는 위장 기능 약화 원인입니다.

여기에 냉한 체질도 소화기능 저하를 부릅니다. 아이스크림 등 차고 자극적인 음식, 추위에의 오랜 시간 노출, 노화가 상황을 악화시킵니다. 마지막으로 스트레스입니다. 공시족, 고시생 같은 수험생과 직장인은 스트레스에 노출돼 있습니다. 예민한 성격의 여성은 특히 스트레스에 취약합니다.

치료 방법은 불안요소 제거로 심리적 안정을 꾀하고, 대장에 강한 자극을 주는 음식을 피하는 것입니다. 이를 위해서는 적게 먹고, 운동과 휴식으로 유쾌한 기분 상태를 유지해야 합니다. 특히 장을 튼튼하게 하는 걷기와 식이요법을 병행하면 좋습니다. 증상 유발이나 악화시키는 카페인 음료를 자제하고, 채소와 과일, 잡곡을 많이 섭취하는 식단도 도움이 됩니다. 당장의 응급조치는 약물로 장의 민감도를 낮춥니다. 진경제, 부피형성 완화제, 신경안정제 처방이 있습니다.

과민성대장증후군은 심리적 요인과 밀접합니다. 따라서 심신의 균형을 추구하는 한의학 치료가 효과적입니다. 한방치료는 장부의 균형회복으로 위장 기능 개선과 자생력 향상 등을 포함한 전반적인 인체 면역력을 향상시킵니다. 한의학에서는 복진, 맥진, 체열진단, 스트레스 검사, 문진 등으로 원인 파악을 한 뒤 개인별 특성에 맞는 탕약처방, 침 치료, 뜸 치료를 합니다. 탕약으로 예를 듭니다. 대장습열의 일종인 식적형은 지출환, 주설(酒泄)형은 대금음자, 태음인 이병증(裡病證)은 갈근승기탕, 손설(飧泄)형은 계지마황탕을 가감합니다.

소화기능이 약한 허설(虛泄)형은 사군자탕, 습담(濕痰)형은 이진탕, 소음인 이병증(裡病證)은 백하수오부자이중탕을 가감합니다. 양기가 부족한 비양허(脾陽虛)형에는 향사육군자탕, 한설(寒泄)형에는 치중탕, 신설(腎泄)형에는 사신환을 기준으로 합니다. 선천적으로 예민하고 정신적 충격과 연관 있는 간비불화(肝脾不和)형에는 시호계지탕을 처방합니다.

커피 테이크아웃 대신 생수 테이크아웃

사례 35세 여성입니다. 직장 생활 10년차입니다. 매일 커피를 테이크아웃해 출근합니다. 커피가 입 냄새를 유발한다고 해 은근히 걱정됩니다. 커피를 매일 두세 잔 마시면 입 냄새가 날 가능성이 있나요?

김대복 한의학 박사 의견 먼저, 의견을 말씀 드립니다. 커피 등의 탄산음료는 구취 유발 가능성이 있습니다. 그러나 커피를 하루 두세 잔 마신다고 입 냄새가 나는 것은 아닙니다.

테이크아웃(take out)은 음식을 매장 밖에서 먹는 형태입니다. 레스토랑의 한 유형으로 시작된 테이크아웃은 요즘엔 젊은 세대의 트렌드가 되었습니다. 일회용 시대에 잘 맞는 형태, 혼술 혼밥 시대에 어울리는 특성으로 인해 순식간에 주류 문화로 자리 잡았습니다.

직장인이 많은 도심은 커피숍이 편의점이나 음식점만큼 성업중입니다. 패스트푸드점이나 음식점의 세트음식 음료에는 커피가 거의 빠지지 않습니다. 직장인은 출근 때나 점심 식사 후 사무실로 습관처럼 커피 테이크아웃을 합니다. 커피 한 잔 들고 공원에서 휴식을 취하는 사람도 흔합니다. 영업인들의 비즈니스에서도 "술 한 잔 하죠"나 "식사 시간을 잡죠" 보다도 "커피 한 잔 하죠"가 자연스럽게 들릴 정도입니다. 대한민국이 커피 공화국이 든 느낌일 정도로 커피 소비가 많습니다.

입 냄새 건강으로 보면 커피 테이크아웃 보다는 생수 테이크아웃이 바람직합니다. 커피에는 몇 가지 구취 유발 요인이 있습니다. 입 마름, 단백질, 설탕이 그것입니다. 커피는 입안을 건조시킵니다. 또 단백질 성분인 프림과 우유에는 질소와 유황 성분이 있습니다. 이 성분은 부패 시 역겨운 냄새를 풍깁니다. 설탕이 치아에 달라붙으면 치석을 만듭니다. 치석은 구취 유발 박테리아의 좋은 서식처입니다. 커피의 섬세한 입자는 설태의 원인이 됩니다. 설태도 구취의 주요한 요소입니다. 커피는 주로 1회용 입 냄새 유발입니다. 그러나 지속적이면 만성 구취가 됩니다.

구취 예방을 위해서는 커피를 줄이는 게 좋습니다. 또 커피를 즐길 때는 가급적 우유나 설탕이 없는 블랙이 바람직합니다. 커피를 마신 후에는 물을 마시는 것도 방법입니다. 입안에 남은 커피의 미립자 등을 제거하는 것입니다. 물은 자주 마시는 게 좋습니다. 목적이 입안을 청결하게 하는 것이기 때문입니다. 또 몸에 수분이 부족하면 입안이 건조해 구취가 발생합니다.

동의보감은 하루의 첫 물인 '정화수를 입에 머금은 뒤 뱉는 행동을 몇 차례 하면 입 냄새가 사라진다'고 했습니다. 물의 구취 예방 효과를 설명한 것입니다.

입 냄새 제가 차원에서는 테이크아웃을 커피가 아닌 생수를 하는 게 좋습니다. 커피를 들고 다니며 마시듯, 물을 휴대하며 마시면 구취는 확연히 줄어들 수 있습니다.

남자 선배 구취, 여자 후배 입 냄새

사례 25세 남성입니다. 5개월 사귄 여자 후배에게서 약간의 입 냄새가 납니다. 처음에는 그다지 느끼지 못했는데, 요즘은 대화를 하다 보면 심쿵한 냄새를 가끔 느낍니다. 정작 여자 후배는 알지 못하는 것 같습니다. 구취는 여자가 심하다는 데 사실인가요?

김대복 한의학 박사 의견 먼저, 의견을 말씀 드립니다. 입 냄새는 성에 따라 더 많이 나고, 덜 나는 것은 아닙니다. 순전히 개인의 차이입니다. 다만 구취 등 냄새에 대해서는 여자가 극히 민감합니다. 남자에 비해 상대의 냄새를 잘 느낍니다. 통계 마다 다르지만 여자의 냄새 탐지력이 남자에 비해 5배까지 높다는 조사도 있습니다.

인간의 유전자는 약 2만개입니다. 최근 발표된 휴먼 레퍼런스 게놈 버전인 GRCh38에서는 단백질 코딩 유전자가 1만 9950개에 불과합니다. 고등동물인 인간의 유전자는 다른 열등동물이나 식물에 비해 훨씬 복잡하고 많을 것이리라는 상식을 뒤엎는 결과입니다. 약 2만 개의 유전자 중에서 남녀는 99.9%가 같고, 단지 0.1%만 다릅니다.

그러나 0.1%가 남녀를 완전히 구분하게 합니다. 서로 다르기에 화성인 남자, 금성인 여자 등 이질적인 표현이 나옵니다. 성 염색체, 성 호르몬, 진화과정, 환경 등 다양한 변수가 작용한 결과 심리, 생리, 행동의 차이가 상당합니다.

그중의 하나가 후각입니다. 여러 실험에 따르면 여자의 후각이 남자에 비해 뛰어납니다. 이는 태아 때 결정되는 것으로 보입니다. 태아를 남성으로 만드는 남성 호르몬이 감각 세포에 영향을 줍니다. 이때의 남성호르몬은 후각과 청각 세포를 손상시킵니다. 반면 시각 세포는 발달시킵니다. 따라서 상대적으로 남자는 시각에 강하고, 여자는 후각과 청각이 더 예민합니다.

이는 구취도 여자가 더 잘 맡을 개연성을 높입니다. 만약 입 냄새 나는 커플이 데이트를 하면, 남자는 여자 친구의 구취를 의식하지 못할 수도 있습니다. 반면 여자는 남자친구의 구취를 의식할 가능성이 높습니다. 그렇다면 입 냄새 나는 친구가 충격 받지 않게 하면서도 상황을 알리는 묘안은 무엇일까요? 결론은 어떤 형태로든 말을 해야 합니다. 그래야 해소 방법을 찾을 수 있기 때문입니다.

혜은당클린한의원에서 2016년 1년 동안 입 냄새 치료를 하는 사람에게 물은 적이 있습니다. 치료를 권유하는 이성친구의 표현법이었습니다.

응답자가 가장 많이 들은 표현 10가지는 다음과 같습니다.

"양치질 때 혀를 닦는 게 건강에 좋아!, 향이 강한 음식은 출근 전에는 피하는 게 상책!, 치과에서 정기적으로 스케일링을 받아야 해!, 트림하면 냄새가 올라오는 게 당연해! 소화불량이 되면 입 냄새도 날 수 있어! 간이 안 좋은가 검사를 해 봐!, 신장이 약해도 냄새가 날 수 있다는데! 질병이 있으면 입 냄새도 날 수 있어!, 물을 자주 마시면 돼!, 스트레스 받지마!"

입 냄새 원인은 각 전문 영역마다 다르게 접근할 수 있습니다. 치과에서는 구내염이나 치주질환을 의심하고, 이비인후과 측면에서는 코와 목의 염증, 소화기내과나 호흡기내과 시각에서는 위나 장, 신장, 기도 등의 문제를 의심할 수 있습니다.

한의학에서는 비염, 부비동염, 편도결석에 의한 후비루를 비롯하여 신장과 폐, 간, 등과의 연관성을 두루 살핍니다. 염증이 목뒤로 넘어가는 후비루, 소화기나 호흡기 질환으로 인한 입 마름이 원인이 된 진액소모, 오장육부의 열감, 화병으로 불리는 스트레스도 구취 유발 요인으로 파악합니다.

치료는 규칙적이고 소화 흡수가 잘 되는 식습관, 운동, 금연, 금주 등 신체리듬을 자연스럽게 하는 환경조성이 우선입니다. 다음에 체열검사, 장부기능검사, 맥진검사 등으로 구취의 직접원인을 확인합니다. 이에 따른 개별 맞춤 처방을 합니다. 그래야 재발없는, 효과적인 구취 치료 가능성이 높습니다.

구취는 누구에게나 평등하다

사례 ▶ 25세 남성입니다. 입 냄새로 고민하는 친구가 있습니다. 그러나 그의 입에서는 특별한 냄새가 나지 않습니다. 사회적 관계에 대한 불안감이 원인인 것 같습니다. 그렇다면 구취는 심리적 이유가 더 큰 게 아닐까요?

김대복 한의학 박사 의견 먼저, 의견을 말씀 드립니다. 구취는 심리적 요인과 생리적 요인이 동시에 작용합니다. 구취가 나지 않는 심한 입 냄새를 의식하면 심리적 치료를 해야 합니다. 일종의 구취 공포증이기 때문입니다. 심리적 입 냄새에 적용할 수 있는 한 이야기를 소개합니다.

친구가 있다. 한 명은 욕이 생활화 됐다. 욕을 일상어처럼 썼다. 다른 한 명이 작은 실수를 했다. 욕을 잘하는 친구가 이내 육두문자를 날리기 시작했다. 욕을 듣던 친구가 몇 마디 듣다가 이내 졸도 했다. 생각지 못한 욕설에 충격에 컸던 듯하다. 욕을한 친구가 떠난 뒤 친구는 정신을 차렸다. 옆의 친구들이 물었다. "걔는 욕을 평소의 절반밖에 하지 않았는데, 왜 그렇게 정신을 잃었니?" 졸도했던 친구가 말했다. "욕은 참을 수 있었는데, 입 냄새는 어떻게 할 수가 없었어. 머리가 너무 아팠어."

두려움을 회피하는 방법 중 하나가 정신줄을 놓는 것입니다. 이는 일종의 자기보호본능 행동입니다. 도저히 이겨내지 못하는 상황인데, 정면으로 맞서면 충격만 더 커집니다. 극한 공포나 엄청난 충격에 빠지면 실신하는 이유입니다. 충격을 적게 하려는 도피 작용입니다. 위의 이야기는 우스개 소리 입니다. 아무리 심한 입 냄새를 맡아도 실신까지는 가지 않습니다. 그러나 밀폐된 공간에서 구취에 시달린다면 악몽이 아닐 수 없습니다.

말을 할 때 입을 가리는 경우가 있습니다. 이도 심리적 방어기전 작동으로 볼 수 있습니다. 상대에게 입 냄새가 전해지지 않게 조심하는 의미입니다. 또 상대의 구취를 의식한 행동일 수도 있습니다. TV 화면에 한 70대 정치인이 손으로 입을 가리고, 몸을 낮춘 채 젊은 지도자에게 말하는 모습이 잡힌 적이 있습니다. 이유는 알 수 없지만 그가 노인이라는 점을 생각할 수도 있습니다. 나이가 들면 아무리 몸 관리를 잘해도 노화현상으로 인해 입이나 몸에서 냄새가 날 가능성이 있기 때문입니다.

심리적으로 상대에게 무척 신경 써야 하는 입 냄새는 사회적으로는 세 가지 면에서 살필 수 있습니다.

첫째, 인간차별을 하지 않습니다. 둘째, 입 냄새 위험 직업군입니다. 셋째, 노력하면 쨍하고 해 뜨는 정직한 질환입니다.

먼저. 구취는 빈부, 성별, 지위 고하를 구분하지 않습니다. 교사, 군인, 회사원, 사장, 사원, 의사, 학생, 강사 등 누구에게나 나타날 수 있습니다. 나름 신분 차별을 하지 않는 질환입니다.

다음, 그래도 구취는 직업에 따라 발생 빈도가 차이는 날 수 있습니다. 말을 많이 하는 직업인은 그렇지 않은 직업인에 비해 목마름, 구강 건조, 성대피로 등이 나타날 가능성이 높습니다. 교사, 상사. 세일즈맨, 상담직원, 매장 직원, 승무원, 창구 은행원 등이 목을 혹사당하는 직업군에 속합니다. 특히 고객을 대면 상대하는 직업인은 늘 얼굴에 미소까지 지어야 합니다. 스트레스도 가중돼 입 마름 가능성이 더해집니다.

마지막으로 정직함입니다. 구취는 치료하면 다 좋아집니다. 특정질환에 의한 입 냄새 등 특수한 사례를 제외하면 대부분은 1~3개월 치료하면 사라집니다. 노력과 결과가 비례 합니다. 그렇기에 정직한 질환이라고 할 수 있습니다. 다만 경험 많은 구취 전문 한의사와의 만남이 노력의 변수가 될 수 있습니다. 어느 의사를 만나느냐에 따라 결과는 다양하게 나타날 수 있기 때문입니다. 구취에 관한 논문을 다수 발표하고, 치료 성공 사례가 많은 한의사와 상담하는 게 치료 성공률을 높이는 길입니다.

혼밥 구취, 혼술 입 냄새

사례 20세 여대생입니다. 대학에 들어간 뒤 혼자서 밥을 먹는 횟수가 늘었습니다. 자취집에서 혼자 먹고, 학교에서도 가끔 혼자 식사를 합니다. 그래서인지 소화가 잘 안 됩니다. 혼자 밥을 먹는게 늘면 입 냄새가 날 수도 있나요?

김대복 한의학 박사 의견 먼저, 의견을 말씀 드립니다. 혼자 밥을 먹는다고 구취가 나지는 않습니다. 그러나 혼자 밥 먹는 게 습관이 되면 폭식 우려가 있고, 소화불량 가능성도 높아집니다. 이 같은 상황이 계속되면 구강 위생에 좋을 리는 없습니다.

경제 불황, 1인 가구, 개인주의, 개성, 더치페이 등의 트렌드는 혼밥 혼술 문화를 만들었습니다. 혼밥은 혼자서 밥을 먹는 것이고, 혼술은 혼자 술 마시는 것입니다. 대학생 등 젊은 세대에서 시작된 혼술혼밥은 중년에서도 거부감 없는 현실이 되었습니다. 이는 수천 년 동안 농경 사회에서 이웃과 소통하며 살아온 전통 생활과는 전혀 다른 움직임입니다. 정서적 변화는 신체에도 영향을 미칩니다. 수천 년 경험칙이 바뀔 때는 충격이 동반 됩니다. 여기에는 긍정 변화와 부정 아픔이 있습니다.

먼저, 혼밥의 긍정 모습입니다. 무엇보다 자신 만의 시간에 집중할 수 있습니다. 메뉴, 시간, 장소 등의 선택 때 다른 사람을 의식하지 않기에 마음이 편안합니다. 특히 직장인은 업무 연장으로 변질되기도 하는 식사 모임에서 벗어날 수 있습니다.

다음, 혼술의 장점도 많습니다. 무엇보다 동료와 상사의 눈치에서 자유롭습니다. 함께 하는 술자리는 불편함을 감수하고 참여하는 경우도 잦습니다. 자신의 기호에 맞게 주종, 주량, 시간, 장소를 선택할 수 있습니다. 특히 과소비를 자제할 수 있습니다. 술에 취하면 자기과시적인 면이 나타나기 쉽습니다. 계획을 넘어선 지출이 곧잘 발생 합니다.

그러나 건강 면에서는 바람직하지 않은 면도 있습니다.

먼저, 혼밥입니다. 음식 메뉴를 혼자 고르기에 편식과 영양 불균형 가능성이 높아집니다. 또 대화 없이 혼자 먹으면 침샘 자극이 덜 됩니다. 스마트폰이나 TV를 보면서 혼자 식사하면 양 가늠이 쉽지 않습니다. 폭식으로 이어질 수 있습니다. 덜 씹고 삼키는 경향이 있습니다. 소화불량과 비만 위험도가 여럿이 식사하는 사람보다 높은 이유입니다. 한 통계에 따르면 혼밥족은 여느 사람에 비해 허리둘레가 5cm 굵고, 우울증 위험도 2.4배 높게 나왔습니다.

다음, 혼술입니다. 자제력이 강하지 않으면 혼술은 중독 가능성이 높아집니다. 중독은 기억력 감퇴, 간 질환의 원인이 됩니다. 사회적 관계

단절로 인한 고립감, 우울감 우려도 있습니다. 보해양조와 취업포털 잡코리아의 2016년 설문조사에 의하면 성인 남녀 72%가 혼술을 하고 있습니다. 음주 장소는 92.6%가 집입니다. 이는 혼술의 자제력이 약해질 가능성을 시사 합니다.

혼술과 혼밥은 입 냄새에 간접 원인이 될 수도 있습니다. 잦은 음주는 구취를 유발합니다. 술은 구강 조직을 마르게 합니다. 입 안이 마르면 각종 세균이 증식되고, 침샘 자극이 약화돼 입 냄새가 나게 됩니다. 술 마시는 횟수가 늘면 위장 기능도 약화 됩니다. 숙취로 인한 냄새 가능성도 있습니다.

혼밥이 폭식, 대충 씹는 습관, 소화불량으로 이어지면 위장 기능이 저하 됩니다. 이는 위산과다와 위열을 야기해 역류성 식도염, 역류성 후두염, 과민성대장증후군으로 악화될 수 있습니다. 만성이 되면 호흡 때 입과 코를 통해 악취가 날 수 있습니다. 역류성 식도염 등은 내용물이나 위산이 역류하는 경우와 위장 기능 저하로 내용물이 배설이 지연되면서 정체돼 발생하는 경우가 있습니다.

치료법은 탕약, 약침요법, 뜸, 식이요법 등입니다. 원리는 위장과 간 기능 강화를 통한 면역력 강화입니다. 단순한 표면의 다스림이 아닌 입 냄새를 일으키는 근본적인 원인을 제거 합니다. 그래야 재발되지 않습니다.

고질병 입 냄새, 고칠병 구취

사례 25세 여성입니다. 소심한 성격입니다. 어려서부터 앞에 나서는 것이 두려웠습니다. 걱정이 많아서인지 소화가 잘 안 되고 마른 체격입니다. 3년 전부터 입 냄새를 의식하고 있습니다. 구강청결제를 가끔 사용합니다. 입 냄새가 고질이 되지 않을까 걱정입니다.

김대복 한의학 박사 의견 먼저, 의견을 말씀 드립니다. 입 냄새 원인을 제거하지 않으면 오랜 기간 고생할 수 있습니다. 벌써 3년 째 구취에 신경 쓰는 상태라면 고질이라고 할 수 있습니다. 이는 구강청결제나 녹차 등 구취를 완화하는 임시방편에 의지한 탓입니다. 구취는 원인을 알고 처치하면 치료되는 질환입니다. 제대로 치료만 하면 입 냄새는 고질병이 아닌 고칠병이 됩니다.

고질병은 생활습관과 밀접합니다. 잘못된 습관이 오랫동안 계속되면 고치기 어렵게 됩니다. 같은 표현으로 든버릇이 있습니다. 몸에 익은 잘못된 버릇이나 습관입니다. 대개 좋은 습관은 끊임없는 노력으로 만들어지는데 비해 나쁜 버릇은 저절로 찾아와 든버릇이 됩니다.

많은 질환 중에서 든버릇과 연관 깊은 게 위장병입니다. 각종 위장병의 큰 원인은 스트레스입니다. 위장병은 정신적 부담이 신체적 문제로 나타나는 것입니다. 잘못된 생활습관은 위와 장을 자극해 스트레스를 심화시킵니다. 운동부족, 과식, 자극성 음식 섭취, 기름진 음식 섭취, 폭식, 음주, 흡연, 추위 등은 소화기에 악영향을 미칩니다. 위장병은 직접적으로, 또는 간접적으로 심리적 영향을 받습니다. 위장병은 대부분이 신경성입니다.

위와 장의 운동에 관여하는 자율신경은 외부 온도에 예민합니다. 특히 추위는 사람의 활동량을 줄입니다. 이로 인해 소화효소 분비와 위의 활동성이 저하되고, 체온조절 기능도 떨어집니다. 이는 곧 소화기능 저하로 연결됩니다. 겨울에 위장병이 더 악화되는 이유입니다.

위염, 역류성식도염, 위궤양 등 여러 위장병이 지속적으로 악화되면 달걀 부패 냄새 등의 악취가 입으로 올라옵니다. 위장 기능 저하로 음식물이 위장에서 제대로 소화되지 못한 채 오래 머물기 때문입니다.

이 같은 위장질환에 의한 구취 해소는 생활습관 개선, 질환 치료 두 가지로 볼 수 있습니다. 생활습관 개선은 규칙적인 운동, 편안한 마음 유지, 소화력 촉진 음식 섭취, 자극성 음식 지양, 음주 자제 등입니다. 위와 장의 건강에 도움 되는 음식은 양배추와 같은 채소, 김치와 요구르트 같은 발효식품, 매실 같은 신선하며 소화액 분비에 좋은 과일, 소화력을 증진하는 찹쌀 같은 곡식입니다.

구취를 유발하는 위장병 치료는 종합적인 접근이 바람직합니다. 위나 장의 특정 부위 염증도 몸의 전체, 즉 전신질환 맥락으로 파악해야 하는 경우가 많습니다. 또 개인 특유의 인체 성질도 감안해야 합니다. 이런 차원에서 입 냄새가 날 경우, 내과나 이비인후과 등 개별 전문영역 보다는 종합적인 진단을 하는 한의원이 유리한 점도 있습니다.

한의학의 위장질환 치료 기본은 뭉친 기(氣)의 소통입니다. 기의 흐름이 원활하면 위장 운동이 촉진되고, 장이 따뜻해지고, 심장이 강화되고, 간화(肝火)가 개선돼 소화력과 혈액 공급이 좋아져 신진대사가 활성화 됩니다.

공포증과 우울증

사례 22세 여대생입니다. 1년 전부터 입에서 냄새가 납니다. 치과에 갔지만 잇몸질환은 없었습니다. 부모님도 구취가 없다고 하십니다. 그런데 저에게는 분명히 지독한 냄새가 납니다. 숨을 멈췄다가 손으로 입의 공기를 모아 맡으면 냄새가 확인이 됩니다. 수업 중에는 말을 거의 하지 않습니다. 친구들과 이야기 할 때도 입을 손으로 가리게 됩니다. 많이 답답합니다.

김대복 한의학 박사 의견 먼저, 의견을 말씀 드립니다. 구취가 실제 있는 지를 확인하는 게 우선입니다. 진단 방법은 핼리미터(Haliometer)검사, 타액 분비량 측정검사, 가스 크로마토그래피(gas chromatography) 검사 등이 있습니다. 또 본인 스스로 확인하는 자가진단법도 있습니다. 입 냄새는 주위 사람이 잘 알 수 있습니다. 병원에서도 복잡한 기기 사용에 앞서 직접 코로 냄새를 맡는 방법이 일반적입니다. 그렇기에 진단은 입 냄새를 중점으로 다루는 의사를 찾는 게 좋습니다. 단순한 생리적 냄새인지, 사회생활에 부담을 주는 질환적 냄새인지는 의사의 경험이 큰 측면을 차지하기 때문입니다.

　의사의 진료 결과 자연적인 냄새에 불과하다면 지나친 구취 염려증이라고 할 수 있습니다. 이를 가성구취라고 합니다. 모든 사람에게는 구취가 있습니다. 다만 사회생활에 불편을 느끼지 않아 의식하지 않을 뿐입니다. 가성구취는 입 냄새가 정상의 범주에 있음에도 불구하고 매우 심하다고 느끼며 괴로워하는 가짜 구취입니다. 타인이 냄새를 의식하지 못하고, 객관적 테스트에서도 구취로 구분되지 않습니다.

가성 구취가 만성이 되면 구취 공포증으로 악화됩니다. 입 냄새 지속을 의심해 사회생활에 불안을 느끼는 것입니다. 냄새가 거의 없는 가성구취인은 물론이고 실제 치료를 해 완치가 된 진성 구취인에게도 나타날 수 있습니다. 입 냄새에 대한 망상, 강박, 공포가 계속돼 대인관계에 극히 소극적이고 우울증 증세도 보일 수 있습니다.

우울증은 주로 뇌의 신경전달물질인 히스타민, 세로토닌, 도파민 등의 불균형과 관련이 있습니다. 특히 세로토닌 저하가 주 원인으로 파악됩니다. 우울증은 유전, 질환, 약물, 환경 요인이 작용합니다. 입 냄새 우울증은 스트레스로 유발된 환경 요소입니다. 정확한 진단을 한 후 심리적 안정을 찾는 처치를 받으면 해소가 가능합니다.

한의학에서는 구취 우울증이나 입 냄새 공포증 등 여러 우울증을 오장육부의 불균형으로 이해합니다. 소심경향, 완벽주의, 배려심 깊은 사람에게 잘 나타나는 이 증세는 정신활동과 직결된 간(肝)과 심장(心臟)의 기능과 연관이 깊습니다.

간을 파자하면 고기(⺼)와 방패(干)입니다. 외부의 침입을 막는 방패

역할, 몸과 마음의 건강을 지키는 최고장부입니다. 간의 기능에 이상이 생기면 유기적으로 얽혀있는 다른 장기에도 영향을 미쳐 신체균형이 급격하게 무너집니다. 심장은 희로애락 등 인간의 오욕칠정과 연관이 깊어 불안, 걱정, 불안 등의 정서를 조절합니다. 심장의 기능이 저하되면 지나친 불안, 합리적 판단력 저하, 대인관계 공포 등이 올 수 있습니다.

  지속적인 스트레스는 간과 심장에 부담을 줘 열을 발생시킵니다. 이는 스트레스를 더욱 악화시키고 단순한 염려증을 공포증으로 증폭시키는 악순환으로 이어질 수 있습니다. 간과 심장의 과열 상태를 정상으로 되돌리는 처방을 하면 전신의 안정을 찾게 됩니다. 몸과 마음이 안정되면 의지와 관계없이 떠오르던 비합리적인 걱정과 불안, 강박관념이 감소됩니다.

불안장애와 강박장애

사례 40세 여성입니다. 외출 때마다 걱정이 앞섭니다. 가스레인지를 끄지 않은 것 같고, 수돗물을 잠그지 않은 것 같은 불안 때문입니다. 가끔 외출 하다가 불안해서 집으로 돌아갑니다. 외출 전에도 집안 곳곳을 살피는 게 습관입니다. 외부에 있으면 집안의 가스, 수돗물, 불 등이 걱정돼 항상 소화가 안 됩니다. 스트레스가 쌓여서인지 입이 마르는 현상이 5년 동안 지속됐고, 입 냄새도 납니다.

김대복 한의학 박사 의견 먼저, 의견을 말씀 드립니다. 강박장애에 의한 구취 가능성이 있습니다. 강박장애는 원하지 않는 생각과 행동을 반복하는 불안장애입니다. 특정행동을 하지 않으면 불안이 가중되는 특징이 있습니다. 외출 시 문을 잠그지 않았다는 불안, 전등을 끄지 않고 나왔다는 불안, 부재 중 누가 올 것이라는 불안, 손이 세균에 오염되었다는 불안 등 합리적 근거 없는 두려움에 전전긍긍 합니다. 이 같은 강박장애는 소화불량을 일으키고, 입 마름과 입 냄새로 이어질 수 있습니다.

불안을 인지한 대뇌는 중추신경계를 자극하고, 내장 신경축의 과잉 활성을 부릅니다. 이로 인해 위장관이 무기력해지면 체증, 과민성대장증후군, 설사, 변비, 위염 등이 발생합니다. 만성이 되면 호흡 때 악취가 풍길 수도 있습니다. 강박장애에 의한 소화불량은 신경성입니다. 정신작용이 몸에 영향을 미친 것입니다.

한의학에서는 간기울결(肝氣鬱結)성 소화불량으로 풀이할 수 있습니다. 간담의 기운이 막히면 가슴 답답, 두통, 어지러움, 소화불량 등이 나타납니다. 장부의 균형이 무너져 비위의 기능이 떨어진 탓입니다.

또 화병이나 스트레스 누적과도 연관 있습니다. 불안과 걱정이 열로 전화돼 가슴과 두뇌까지 퍼진 것입니다. 화병은 한의학에서는 불기운이 막힌 울화증(鬱火證)으로도 표현합니다. 위나 폐에 열이 발생하면 침의 분비가 줄어 입 마름이 발생합니다. 구강이 건조하면 세균증식 여건이 좋아지고, 침의 항균 작용과 윤활 작용도 떨어져 구취를 일으킵니다.

강박장애는 일상생활에 지장이 있는 불안장애의 일종입니다. 불안장애는 터널 공포, 폐쇄 공포, 발표 공포, 고소 공포, 곤충 공포, 주사기 불안, 분리불안 등 다양합니다. 특정 상황에서 보이는 병적인 불안은 교감신경을 자극해 심장박동과 호흡을 가파르게 하고, 전전두엽 작용, 세로토닌 기능저하, 노르에피네피린 및 공포회로와 편도체 각성을 일으킵니다. 두통, 위장활동 비정상, 땀, 추위, 기절, 우울증, 불면증, 대인불안 등도 야기됩니다.

주로 청소년기부터 성인 초기에 시작되는 불안장애는 만성이 되는 경향입니다. 원인은 유전 요소와 함께 뇌의 신경전달물질, 뇌의 구조이상, 학습 등 다양합니다. 치료는 항불안제와 함께 항우울제 처방도 합니다. 심리치료인 인지행동요법도 수반됩니다. 그러나 재발이 잘 되고, 우울증을 동반하는 경향입니다.

한의학에서는 약물, 침, 뜸 치료와 함께 마음을 편안하게 하는 명상요법을 실행합니다. 약물은 심신을 강화하고 면역력을 키우는 소요산, 귀비탕, 분심기음, 시호가용골모려탕, 온담탕, 계지가용골모려탕 등이 처방됩니다. 침으로는 오수혈의 경락을 자극해 자율신경 기능을 바르게 합니다. 교감신경과 부교감신경 균형 유지로 심신이 안정되게 합니다. 불안이 사라지면 소화기능이 정상으로 돌아옵니다. 자연스럽게 입 냄새도 해소됩니다. 또 탕약 처방은 불안 공포 완화는 물론 구취 치료 효과도 있습니다.

여성 구취 공포증, 남성 입 냄새 불감증

사례 25세 여성입니다. 사귀는 남자 친구의 입에서 냄새가 납니다. 고민 끝에 슬쩍 이야기 했습니다. 그러나 그는 "무슨 소리냐"며 전혀 의식하지 않습니다. 이 같은 경우 어떻게 해야 할까요?

김대복 한의학 박사 의견 먼저, 의견을 말씀 드립니다. 병원에서 검사를 받게 하는 게 가장 좋고, 차선책으로 자가진단으로 확인시키는 것도 방법입니다. 구취는 주관적 판단 경향이 높습니다. 입 냄새가 솔솔 풍김에도 불구하고 구취가 없다고 생각하는 사람도 있고, 그 반대의 경우도 적잖습니다. 따라서 신뢰할 수 있는 제3자의 입장에서 객관적인 자료로 제시하는 게 바람직합니다. 입 냄새 여부를 검사할 수 있는 객관적 기관은 구취치료를 표방한 한의원, 내과, 치과 등입니다.

병원에서는 구취 측정기로 입 냄새 주성분인 황화합물의 양을 측정합니다. 또 스트레스와 직결된 자율신경 균형검사, 의사가 직접 환자의 냄새를 맡는 관능검사, 편도결석이나 후비루를 살피는 편도내시경검사, 혀의 건조 상태와 색깔을 살피는 설태 검사 등을 합니다.

자가 진단법은 섭생, 생활 습관, 질환, 스트레스 등과 견주어 입 냄새를 확인합니다. 정확도는 의사로부터 검진을 받을 때보다 떨어지지만 무시할 수는 없습니다. 자가 진단의 근거는 후각의 느낌(Feeling)입니다.

간단한 자가 진단법 세 가지를 안내합니다.

먼저, 타액 활용법입니다. 손 등을 한 번 핥아서 침을 묻힙니다. 3초 정도 경과한 후 냄새를 맡습니다. 구취를 알아보는 가장 확실한 방법입니다.

다음, 치실 활용법입니다. 치실을 치아 사이에 낍니다. 약 5초 후 빼서 치실의 냄새를 맡습니다. 치실을 활용한 방법은 충치로 인한 구취를 확인할 때 유용합니다.

마지막으로 콧바람 활용법입니다. 아래 입술을 내밀어 콧구멍으로 바람을 불어줍니다. 조금 따뜻한 느낌의 입김을 코로 넣으면 입 냄새 확인이 가능합니다. 종이컵에 담긴 입안 공기로도 구취 여부를 확인할 수 있습니다. 사람의 후각 수용체는 약 1,000개로 2,000~4,000가지의 냄새를 구분할 수 있습니다.

일반적으로 세심한 면의 여성은 구취에 민감합니다. 때로는 공포증도 있습니다. 반면 대범한 유형의 남성은 입 냄새를 의식하지 않는 경향이 있습니다. 그 결과 여성은 남성에 비해 가성구취 비율이 높습니다. 남성은 진성구취임에도 입 냄새를 모르고 지내는 비율이 높습니다. 가성

구취는 실제로는 입 냄새가 없는데 본인만 느끼는 가짜 구취입니다.

서울대 구강내과, 진단학교실의 보고서도 같은 맥락의 결과가 보입니다. 박문수 등의 입 냄새 인지 연구에 의하면 남녀 차이가 두드러집니다. 남자는 타인의 귀띔으로 알게 된 게 조사대상의 64.3%에 이른 반면 여자는 40.2%에 불과했습니다. 자신이 스스로 구취가 나는 것을 안 비율은 여자가 60.8%인데 비해 남자는 38.8%였습니다.

이는 주관적 구취 인식도가 여자는 매우 높지만 남자는 약함을 의미합니다. 여성은 구취를 심각하게 받아들여 매우 예민한 편입니다. 치료에도 적극적입니다. 역으로 치료가 생각만큼 잘 되지 않을 경우는 심한 대인기피, 구취 공포증으로 악화되는 사례도 있습니다. 반면 남성은 주위에서 말해주기까지는 모르는 구취 불감증도 꽤 됩니다. 이 경우는 주위 사람이 피하는 등 사회생활에 은근한 불편함을 받을 수 있습니다.

⑤ 구취의 제원인은 타액

구강건조 해소법 10가지

지속적인 입 마름은 입 냄새 원인입니다. 입 마름을 한의학에서는 구건(口乾)이나 구갈(口渴)로, 양의학에서는 구강 건조증으로 각각 표현합니다. 입 마름의 큰 원인은 인체에너지의 핵심인 정(精)의 부족, 신장의 음기(陰氣) 부족과 연관이 있습니다. 몸에 쌓인 열(火)로 인한 입 마름도 많습니다. 스트레스는 화(火)가 되어 심장에 악영향을 미치고, 혀로 올라와 입을 마르게 합니다.

자극성 심한 음식과 소화불량도 위장의 화(火)를 돋구어 구강건조를 유발합니다. 또 나이가 들거나 각종 질환으로 복용하는 약으로 인한 입 마름 증상도 늘고 있습니다. 특히 폐경 이후의 여성은 호르몬 변화도 겹쳐 입 마름이 심한 편입니다. 입안이 건조하면 세균번식 여건이 좋아집니다. 입 냄새 원인물질을 씻어내는 데 어려움으로 인해 구취가 발생할 수도 있습니다. 구강건조를 예방하거나 해소하는 데 도움 되는 생활요법 10가지로 살펴봅니다.

첫째, 물을 자주 마신다.

물은 한 번에 많은 양보다는 적은 양을 자주 마시는 게 좋습니다. 물을 마시면서 입안을 청결하게 하는 효과를 기대하기 때문입니다. 탈수는 구강건조의 주요 원인입니다.

둘째, 탄산음료를 자제한다.

커피나 탄산음료는 수분 섭취에 그다지 도움이 되지 않습니다. 또 구강 점막에 자극을 줄 수도 있습니다. 같은 이유로 맵고, 짜고, 자극적인 음식도 피하는 게 좋습니다.

셋째, 무설탕 껌을 씹는다.

껌은 오랜 저작을 합니다. 자연스럽게 침의 분비를 촉진합니다. 다만 설탕이 함유된 껌은 충치를 유발할 수 있습니다. 무설탕 껌을 씹으면 구강건조 완화와 플라그 제거 효과를 기대할 수 있습니다.

넷째, 잠을 잘 때 습도를 유지한다.

옛 조상들은 잠을 잘 때 머리맡에 물을 떠놓았습니다. 방안에 일정 습도를 유지하고, 목이 마를 때 마시기 위한 응급조치였습니다. 요즘에는 가습기를 사용해 실내습도를 60% 선으로 유지하면 좋습니다.

다섯째, 오미자차를 마신다.

오미자의 구연산과 주석산은 신맛을 냅니다. 침샘이 절로 자극됩니다. 침은 입안을 윤활유처럼 매끄럽게 합니다. 침 분비는 구강건조 해소는 물론 항균 및 입안 청소 효과도 있습니다. 오미자차는 비타민 A, C가 풍부해 피로회복에도 좋습니다.

여섯째, 둥굴레차를 마신다.

성질이 찬 편인 둥굴레는 소화기인 비위를 자극합니다. 위 기능을 북돋고, 폐와 심장을 보호합니다. 맛이 단 편으로 복용하기에도 편합니다. 정신을 맑게 하고, 위의 열을 제거하고, 몸의 진액(津液)을 보합니다.

일곱째, 천화분을 복용한다.

천화분은 박과에 속한 하늘타리의 덩이뿌리입니다. 맛은 쓰고 성질은 찹니다. 폐경(肺經), 위경(胃經), 대장경(大腸經)에 작용합니다. 열을 내리고, 진액을 생성시켜 갈증을 가시게 합니다. 가래 해소, 유독 물질 제거에 좋습니다.

여덟째, 금연을 한다.

담배 연기는 직접적으로 입안을 건조하게 해 각종 질환을 유발할 수 있습니다. 담배 자체의 역겨운 냄새는 입 냄새를 가중시킵니다. 흡연 후에는 물로 헹구는 게 입 마름을 줄이고, 구취를 해소하는 방법입니다.

아홉째, 금주를 한다.

알코올은 입안 건조를 촉진시킵니다. 알코올은 항균능력을 저하시키고, 술의 당분은 구강 내 충치균에 의해 부식돼 잇몸병을 일으킵니다. 음주 후 잘 때 구강호흡과 자주 소변을 보게 돼 입 마름 증상을 가속시킵니다. 입 호흡은 구강건조를 일으켜 침의 기능도 약화시킵니다.

열 번째, 사탕을 피한다.

구강건조를 막기 위해 사탕을 찾기도 합니다. 달콤한 사탕은 침샘 자극 효과도 있지만 입안의 세균이 잘 자라는 여건을 조성합니다. 입안의 세균이 증식하면 구강건강이 악화될 수 있습니다. 이는 궁극적으로 입 마름 원인이 될 수도 있습니다.

목이물감으로 인한 입 냄새 5가지이유

목 이물감으로 몇 년씩 고생하는 사람이 있습니다. 병원도 여러 곳을 전전합니다. 처음에 기침을 해 단순 감기로 생각하고, 이후에 편도선염 치료와 비염 치료를 하는 경우가 흔합니다. 그러나 이비인후과에서 내시경 검사를 해도 특별한 이상 소견이 없습니다. 한의원에서는 매핵기 진단을 합니다. 그러나 목이물감은 계속되고, 전화를 받을 때는 갑자기 말이 나오지 않아 당황하는 사례도 있습니다. 목의 염증이나 종양 또는 식도질환이 없는 가운데 이물감이 계속되면 크게 다섯 가지 원인을 생각할 수 있습니다. 매핵기, 역류성식도염, 후비루증후군, 편도결석, 편도선염입니다.

첫째, 매핵기입니다.
목에 느껴지는 이물질이 삼켜지지도, 뱉어지지도 않는 증상입니다. 일부는 호흡곤란, 심한 기침, 목의 통증을 호소도 합니다. 두통, 집중력 저하, 이명, 불안, 불면증도 느낄 수 있습니다. 매핵기는 신경성 질환으로 한의학의 기울(氣鬱)성 병증입니다. 스트레스를 받으면 기의 흐름이 장애를 받아 울체가 됩니다. 이로 인해 목에서 이물감을 느끼게 됩니다.

동의보감 외형편에서는 '칠정(七精)으로 기가 울결 되면 담연(痰涎)이 생긴다. 이것이 기를 따라 몰리면 덩어리같이 된다. 이것이 명치 밑에 있으면서 목구멍을 막는다. 마치 매화씨나 솜뭉치 같은 것이 있는 것 같다. 이것은 뱉어도 나오지 않으며 삼키려 해도 넘어가지 않는다' 고 설명했습니다.

둘째, 역류성식도염입니다.

식도와 위 사이를 조여 주는 괄약근에 이상이 생겨 십이지장의 내용물이 식도로 유입되는 현상입니다. 가슴의 작열감, 명치와 가슴의 통증, 식사 후 악화되는 특징이 있습니다. 또 목 이물감, 연하운동 장애, 상복부 팽만, 구역감, 후두 자극성 기침, 목 통증, 신물오름, 변비와 설사가 반복되는 증세도 나타납니다.

한의학에서는 역류성식도염을 탄산(吞酸), 토산(吐酸) 용어를 설명할 수 있습니다. 동의보감에서는 '탄산은 신물이 명치를 찌르는 것이고, 토산은 신물을 토해내는 것이다. 위에 들어온 음식이 습열로 인해 제대로 소화되지 못해 신물이 생긴다' 고 기록했습니다.

셋째, 후비루증후군입니다.

코가 막히고 콧물이 목 뒤로 넘어가는 느낌이 들거나 목 이물감이 있는 증세입니다. 코속의 분비물이 목 뒤로 넘어가면서 기침이 심해질 수 있습니다. 기침은 누운 자세에서 많이 발생합니다. 특히 후비루증후군의 증상에서 가장 심한 것은 구취입니다. 이는 단백질 분비물 이 세균에 의해 분해되면서 질소화합물을 생성해 심한 냄새를 풍기기 때문입니다. 큰 원인은 코 점막이 건조해지거나 손상을 받은 탓입니다.

한의학에서는 호흡계인 폐, 소화계인 비, 내분비계인 신의 약화에 따른 면역기능 저하로 보고 있습니다. 또 수분대사 장애가 일어나는 담음, 습한 기운과 열이 체내에 쌓여 있는 상태인 습열담, 스트레스에 의한 칠정기울, 원기가 약하거나 부족한 기허를 원인으로 봅니다.

넷째, 편도 결석입니다.

편도 혹은 편도선에 음식물 찌꺼기와 세균이 뭉쳐서 생기는 쌀알 크기의 작고 노란 알갱이입니다. 이 결석은 아주 고약한 냄새를 풍깁니다. 별다른 증상이 없지만 양치질을 하거나 기침할 때 노란 알갱이가 나오기도 합니다. 흔한 원인은 만성 편도선염이고, 구강 위생 불량도 적지 않습니다. 비염이나 부비동염으로 인해 콧물이 목 뒤로 넘어가는 후비루가 있어도 편도결석이 발생할 수 있습니다.

다섯째, 편도선염입니다.

주로 과로로 일어나는데 고열, 연하통, 관절통을 동반합니다. 주요 증상은 목 이물감과 통증으로 침뿐만 아니라 음식물을 삼키기 곤란합니다. 오한, 고열, 두통, 전신쇠약과 같은 제반 증상들로 인해 매우 고통스럽습니다. 이밖에도 마른기침, 식욕부진, 두근거림, 어깨 결림 등의 증상과 함께 후두염, 기관지염, 중이염, 축농증 등으로 확대되기도 합니다.

겨울철 입 냄새 5가지 이유와 5가지 대책

입 냄새도 계절 영향이 있습니다. 입 냄새는 소심한 성격과 소화불량이 잦은 사람에게 많습니다. 그런데 소화불량성 입 냄새가 봄과 여름에는 괜찮은데 겨울에만 의식하는 사람이 있습니다. 유독 겨울에만 구취를 느끼는 이유는 두 가지를 생각할 수 있습니다. 하나는 심리적인 이유이고, 또 하나는 계절적 이유입니다. 입 냄새는 가성구취와 진성구취로 나눌 수 있습니다. 가성구취는 가짜 입 냄새입니다. 실제로는 구취가 나지 않는데 본인만 입 냄새로 스트레스를 받는 경우입니다. 진성구취는 실제로 입 냄새가 나는 것입니다. 소심한 성격, 잦은 소화불량은 가성이 아닌 진성구취 가능성을 높입니다. 또 계절적 요인도 무시할 수 없습니다. 겨울에는 다른 계절에 비해 구취를 의식하는 비율이 높습니다. 이는 10가지 이유를 생각할 수 있습니다.

겨울철 입 냄새가 나는 5가지 원인을 알아 보겠습니다.

첫째, 실내 생활을 많이 합니다.

여름에는 창문을 열어놓고, 야외생활도 많이 합니다. 그러나 날씨가 추운 겨울에는 방안이나 사무실 생활이 늘어납니다. 약한 구취도 밀폐공간에서는 주위 사람이 금세 알 수 있습니다.

둘째, 입 마름이 심해집니다.

추운 날씨 탓에 난방기를 포함한 전열기구를 많이 사용합니다. 이는 실내를 건조하게 하고, 입안도 마르게 하는 요인입니다. 또 기온과 습도가 떨어지면 피부가 건조해집니다. 이 같은 조건에서는 입안도 쉽게 마릅니다.

셋째, 입 마름은 구강에 세균증식의 좋은 조건을 만듭니다.

타액에 의해 씻겨가던 바이러스가 구강에 그대로 머물고, 혐기성 세균이 증가합니다. 이로 인해 입 냄새가 나게 됩니다.

넷째, 감기와 부비동염에 잘 걸립니다.

추운 날씨는 몸을 움츠러들게 합니다. 운동을 적게 하는 겨울에는 면역력이 떨어질 수 있습니다. 감기, 비염, 부비동염, 후비루 증상이 나타날 가능성이 높습니다. 감기나 부비동염, 비염 등으로 코가 막히면 입으로 숨을 쉬게 됩니다. 입안의 건조는 구취의 원인이 됩니다.

다섯째, 잦은 음주를 합니다.

겨울에는 송년회, 신년회, 설, 크리스마스 등 기념일이 많습니다. 회식과 모임에는 술자리가 자연스럽습니다. 여느 계절보다 음주가 많습니다. 술을 마실 때는 안주도 많이 섭취합니다. 음주와 과식은 위장과 간에 부담을 주기 때문에 입 냄새 유발 요인이 됩니다.

겨울철 특히 심해지는 구취 대책은 크게 다섯 가지를 생각할 수 있습니다.

첫째, 운동입니다.

추운 날씨로 인해 활동이 적으면 스트레스가 쌓이고, 소화력도 떨어집니다. 우울감에도 쉽게 빠질 수 있습니다. 구취를 악화시키는 이 같은 요인들은 운동을 생활화 하면 많이 해소됩니다. 심장기능과 자율신경 조절력이 좋아집니다.

둘째, 식단 조절입니다.

채소 과일 등 섬유질이 풍부한 식단은 소화력을 증진시킵니다. 육식은 단백질 등 필요한 영양분 섭취 정도에서 그칩니다. 섬유질 식품은 배변을 원활하게 해 몸 안의 노폐물을 줄여줍니다.

셋째, 절주와 절연을 합니다.

술과 담배는 구취의 직격탄입니다. 술은 커피, 탄산음료와 함께 입안을 산성으로 만듭니다. 담배는 치아나 입안에 니코틴을 침착시켜 고약한 냄새를 나게 합니다.

넷째, 설태를 제거합니다.

입 냄새의 상당부분은 양치를 깨끗이 하고, 설태를 제거하면 좋아집니다. 충치와 치석제거도 필수입니다. 비강세척도 방법입니다.

다섯째, 질병에 의한 구취 근본원인을 치료합니다.

구취는 단순한 구강 질환이 아닌 오장육부의 기능 저하로 오는 경우가 많습니다. 당뇨, 신장 질환, 간질환, 소화기내과질환 등의 원인별 치료를 해야 합니다.

한의학에서는 입 냄새 치료를 인체 오장육부의 기능에서 찾습니다. 몸 안에 쌓인 노폐물과 화(火)가 누적된 체질, 약해진 소화력 등을 전반적으로 끌어올립니다. 위열을 내리게 하여 역류성식도염을 개선합니다. 침샘 분비를 촉진하는 탕약으로 위장을 강화하고, 입 마름을 막습니다. 특별히 면역력을 높여 장부의 기능을 정상으로 되돌리는 법을 찾습니다. 막히고 뭉친 부분을 풀어 몸의 신진대사를 원활하게 하면 구취는 물론이고 다른 만성질환도 상당부분 호전됩니다.

목에 이상이 없는 입 냄새 3가지

직장의 업무와 인간관계는 스트레스를 부릅니다. 심한 스트레스를 받으면 목이 컬컬하고 답답한 증상도 보입니다. 목에 무엇이 닿는 듯한 느낌과 불편함이 있고, 입 냄새도 약간 납니다. 목의 불편함이 계속돼 병원에서 정밀사진을 찍었는데 별다른 이상이 없는 경우가 가끔 있습니다. 지속적인 목의 이물감은 마른 기침, 호흡 불안, 가슴 답답, 불면증, 노심초사, 구취 등을 부를 수도 있습니다. 한의학에서는 목의 염증, 식도질환이 없음에도 목의 불편함이 지속되는 경우 매핵기 등 여러 가지 개연성이 있습니다. 많은 사람이 고생하는 대표적인 원인 3가지는 매핵기, 역류성식도염, 후비루증후군입니다.

첫째, 매핵기(梅核氣)입니다.

목에 작은 살이 붙어있는 것처럼 이물감이 있으나 삼켜지지도, 뱉어지지도 않는 증상입니다. 일부는 호흡곤란, 심한 기침, 목의 통증으로 발전 합니다. 두통, 집중력 저하, 이명, 불안, 불면증이 올 수도 있습니다. 매핵기는 신경성 질환으로 한의학의 기울(氣鬱)성 병증입니다. 스트레스를 받으면 칠정(七情:喜 ·怒 ·憂 ·思 ·悲 ·恐 ·驚)이 정상 흐름의 장애를 받아 울체가 됩니다. 이로 인해 목에서 이물감을 느낍니다.

동의보감 외형편에서는 '칠정(七精)으로 기가 울결 되면 담연(痰延)이 생긴다. 이것이 기를 따라 몰리면 덩어리같이 된다. 이것이 명치 밑에 있으면서 목구멍을 막는다. 마치 매화씨나 솜뭉치 같은 것이 있는 것 같다. 이것은 뱉어도 나오지 않으며 삼키려 해도 넘어가지 않는다' 고 설명했습니다

둘째, 역류성식도염입니다.

원인은 위액이 역류하여 발생 합니다. 주로 식도 아래쪽에 있는 하부 괄약근 기능이 약화된 탓입니다. 이로 인해 십이지장의 내용물이 식도로 유입되는 현상입니다. 가슴의 작열감, 명치와 가슴의 통증, 식사 후 악화되는 특징이 있습니다. 또 목 이물감, 연하운동 장애, 상복부 팽만, 구역감, 후두 자극성 기침, 목 통증, 신물오름, 변비와 설사가 반복되는 증세도 나타납니다.

역류성식도염의 한의학 시각은 탄산(呑酸), 토산(吐酸) 용어에서 찾을 수 있습니다. 동의보감에서는 '탄산은 신물이 명치를 찌르는 것이고, 토산은 신물을 토해내는 것이다. 위에 들어온 음식이 습열로 인해 제대로 소화되지 못해 신물이 생긴다' 고 기록 했습니다.

셋째, 후비루증후군입니다.

코와 목에서 분비된 점액이 인두에 고여 코가 막히거나 목으로 넘어가면서 생기는 목 이물감 증세입니다. 지속적으로 코 속의 분비물이 목 뒤로 넘어가면 기침으로 힘들어할 수도 있습니다. 기침은 누운 자세에서 많이 발생 합니다. 단백질인 분비물이 세균에 의해 분해되는 과정에서 질소화합물이 생성돼 입 냄새가 심해지는 경향이 있습니다. 후비루증후군은 코 점막이 건조하거나 손상되면 발생 확률이 높아집니다.

한의학에서는 호흡계인 폐, 소화계인 비, 내분비계인 신의 약화에 따른 면역기능 저하로 보고 있습니다. 또 수분대사 장애가 일어나는 담음, 습한 기운과 열이 체내에 쌓여 있는 상태인 습열담, 스트레스에 의한 칠정기울, 원기가 약하거나 부족한 기허를 원인으로 이해합니다.

이밖에 목이물감과 입 냄새 유발 원인으로는 편도 결석, 편도선염도 큰 비중을 차지하고 있습니다.

한의학의 목 이물감 치료법은 원인 진단에 따라 다릅니다. 핵심은 개인별 체질과 원인에 따라 재발을 막는 근본 치료를 추구합니다. 가령, 매핵기는 해울과 통기 작용이 있는 20여 가지 약재로 구성된 해울통기탕(解鬱通氣湯)을 기본으로 체질과 증상에 맞춘 치료를 병행 합니다. 역류성식도염은 제 증상이 포함된 유사 증상 질환까지 두루 염두에 두고 원인을 찾습니다. 후비루증후군은 농축환약이나 가루 형태의 신궁환이 주로 처방 됩니다.

입 냄새를 없애주는 7대 식품

　근심 걱정을 달고 살면 소화가 잘 안되고 입에서 단내가 수시로 납니다. 때로는 방귀 냄새가 지독해 민망할 때가 있습니다. 살아 있는 생명체는 신진대사가 쉼 없이 계속됩니다. 이 과정에서 냄새가 필연적으로 발생합니다. 주위에서 의식하지 못하는 극히 미약한 정도입니다. 따라서 약간의 냄새에 대해서는 스스로에게 관대해지는 게 바람직합니다. 지극히 자연적인 생리현상이기 때문입니다.

　사람은 생리현상, 섭생, 질환 등으로 인해 자신만의 특유의 냄새가 있습니다. 불쾌한 냄새가 아니라면 자신만의 독특한 향기로 작용됩니다. 유아는 엄마의 냄새에 심리적 안정은 물론 애착 관계를 느낍니다. 남녀는 서로의 체취에 끌립니다. 사랑의 교감에 큰 역할을 합니다. 물론 사회생활에 불편할 정도의 구취, 방귀냄새, 액취증이 있다면 역효과가 납니다. 이 경우에는 정밀 진단 후 치료를 받는 게 좋습니다. 냄새 제거에 좋은 섭생과 규칙적이고 바른 생활습관을 유지하면 치료 효과가 월등하게 됩니다.

입에서 나는 냄새가 역겨운 구취의 원인은 섭생, 약물, 스트레스, 구강질환, 소화기 질환, 이비인후질환 등 다양합니다. 구취와 지독한 방귀 냄새의 공통점은 소화기계 기능 저하입니다. 겨드랑이에서 나는 냄새인 액취증은 유전성입니다.

몸에서 나는 냄새에 좋은 식품은 특정부위에 따라 차이가 있습니다. 우선, 구취와 방귀에 좋은 식품 6가지를 소개합니다.

첫째, 쑥입니다.

따뜻한 성질의 쑥은 몸을 따뜻하게 하고 지혈 효과가 있습니다. 자궁출혈, 빈혈, 생리불순 등에 효과적입니다. 또 위장을 강화해 복통, 설사에 도움이 됩니다. 특히 쑥에 함유된 치네올 성분은 소화액 분비를 촉진하고 유해 대장균을 제거 합니다.

둘째, 파인애플입니다.

식이섬유가 풍부한 파인애플은 소화를 촉진시키고, 설태를 제거하고, 입안을 청결하게 하는데 도움이 됩니다. 특히 파인애플에 함유된 브로멜라인 성분은 단백질을 소화하기 쉽게 만듭니다.

셋째, 피망입니다.

서양의 고추인 피망은 빨강, 노랑, 초록 빛깔로 식욕을 자극, 침샘 분비를 촉진합니다. 비타민C를 비롯한 각종 비타민이 풍부한 피망은 소화력이 떨어지고 밥맛이 없는 사람에게 좋은 식품입니다. 칼로리가 낮아 비만인에게도 좋은 피망은 구취나 방귀 냄새 제거에 유용합니다.

넷째, 토마토입니다.

비타민과 무기질의 훌륭한 공급원인 토마토는 대표적인 항산화 식품입니다. 아놀린 성분은 황화합물 분자를 분해해 구취 요인을 제거합니다. 피로회복과 영양 보충력이 커 입안이 헌 구내염 환자의 입 냄새를 해소시킵니다. 대장의 배변활동도 촉진해 심한 방귀 냄새를 완화 시킵니다.

다섯째, 당근입니다.

섬유소의 왕으로 불리는 당근은 입안 청소와 침샘 분비에 좋습니다. 비타민 A와 비타민 C가 특히 많고, 영양소도 아주 다양합니다. 특히 당근에는 베티카로틴 성분이 풍부해 장의 노폐물 분해에 도움이 됩니다. 각종 채소와 오이도 섬유질이 풍부해 당근과 비슷한 효과를 볼 수 있습니다.

여섯째, 김입니다.

장의 독소 제거 활동이 활발한 김에는 비타민A와 비타민C, 칼슘도 풍부해 배변을 촉진시킵니다. 또 김의 식이섬유는 치아와 잇몸의 음식 찌꺼기나 세균 제거 효과를 기대할 수 있습니다. 또 항산화 성분인 피코시안은 냄새를 일으키는 트리멘틸아민, 메틸메르캅탄 등의 성분 분해를 돕습니다.

겨드랑이 냄새인 액취증은 아포크린샘의 분비가 원인으로 유전과 밀접하고, 긴장과 불안 상태를 악화 시킵니다. 사춘기 이후의 여성에게 많이 생깁니다. 섭생도 약간 영향을 미칠 수 있습니다. 동물성 단백질, 고추 등 향이 강한 음식, 술과 담배, 가공식품, 패스트푸드 등은 냄새를 더욱 풍기게 할 수 있습니다. 반면 비타민이 풍부한 음식은 겨드랑이 땀 냄새를 더하게 하는 활성산소를 제거합니다.

일곱째, 사과입니다.

사과는 겨드랑이 냄새에 좋은 식품입니다. 몸의 노폐물과 독소제거에 도움 되는 비타민과 식이섬유 함유가 많은 식품이 유용합니다. 대표적인 게 사과입니다. 비타민E가 풍부한 사과는 과산화지질을 분해해 악취를 제거합니다. 탄수화물, 무기질, 비타민, 나이아신 등 다양한 영양소가 포함된 사과는 구취와 방귀냄새 해소에도 효과적입니다. 변비 예방과 위액분비 및 배변 촉진, 장내 가스 배출 활동으로 위열에 의한 구취를 예방할 수 있습니다. 폴리페놀은 몸 속 활성산소를 분해합니다.

인후이물감 입 냄새 원인 5가지

목 이물감을 호소하는 구취인이 많습니다. 이들 중 상당수는 이비인후과 진찰에서 별다른 이상이 안 보입니다. 실제 음식을 삼키는 데도 지장이 없습니다. 이때 의사는 인두 신경증을 의심합니다. 목의 이상을 호소하는 사람에게 합당한 병변을 찾을 수 없기 때문입니다. 목의 이물감 등 불편함을 기질적 원인이 아닌 심리적 이유로 파악하는 것입니다.

그러나 여전히 말을 할 때 불편함을 느낍니다. 물을 자주 마셔도 목에 걸림 느낌이 가시지 않습니다. 습관적으로 "음", "으흠" 등을 합니다. 그래도 목청이 확 트이지 않는 고통이 있습니다. 입 냄새와의 연관성도 높은 인후 이물감 원인은 크게 5가지로 볼 수 있습니다.

첫째, 만성 염증입니다.

목에 이상을 호소하는 사람의 절반가량에서 크고 작은 만성 염증이 발견됩니다. 부비동염과 비염, 편도염, 상인두염 등입니다. 축농증과 비염은 비강에서 콧물이 지나치게 많아지게 합니다. 콧물이 목 뒤로 넘쳐 목 등에서 세균의 먹이로 활용됩니다. 이 과정에서 목에 염증이 발생할 수 있습니다. 또 가능성은 낮지만 후두암, 하인두암, 식도암 등도 구취를 유발할 수 있습니다.

둘째, 콧물 점액의 높은 강도입니다.

추운 날씨, 건조한 실내, 미세먼지, 알레르기, 감기, 비염 등은 콧물의 생성을 촉진합니다. 많은 양의 맑은 콧물이 어떤 원인에 의해 심한 끈적거림 액체로 변할 수 있습니다. 점성이 강한 콧물은 구인두(Nasopharynx)벽에 쉽게 달라붙습니다. 이것이 목 이물감 원인이 됩니다.

셋째, 인두 근육의 낮은 긴장도입니다.

나이가 들면 모든 기관의 기능이 약해집니다. 인두의 근육이 약해지면 자는 동안 분비된 콧물이나 침이 목에 고일 수 있습니다. 자고 일어나면 이물감이 느껴집니다. 노인이 아침에 기침을 하는 게 대표적입니다. 목뼈가 바르지 않고, 편도선이 큰 경우, 자율신경 실조도 목 근육에 악영향을 미칩니다.

넷째, 역류성식도염과 역류성후두염입니다.

위산이나 음식이 역류하면 인후를 자극합니다. 소화기관이 약한 사람에게 주로 나타납니다. 역류가 반복되면 식도나 후두에 염증을 일으킬 수 있습니다. 식도에 염증이 생긴 게 역류성식도염이고, 후두에 이상이 있는 것이 역류성후두염입니다. 역류가 많지 않거나 간헐적이면 염증까지는 가지 않습니다. 인후두 이물감 호소자의 50% 내외는 위식도역류 진단을 받습니다.

다섯째, 심리적 이유입니다.

목에 특별한 병변이 보이지 않으면 신경과민 탓으로 여겨집니다. 이를 인두신경증 또는 히스테리구로 표현합니다. 건강 염려증, 스트레스, 정서불안, 우울감 등이 목의 이물감으로 나타나는 경우입니다.

한의학에서는 다양한 원인의 목이물감을 매핵기(梅核氣)로 표현합니다. 동의보감에서는 '매실의 씨앗 같은 것이 목을 막고 있다. 뱉어도 나오지 않고, 삼켜도 넘어가지 않는다'고 했습니다. 명나라 의서인 적수현주(赤水玄珠)에서도 '목이 메이는 듯 칼칼하고, 덩어리 진 담(痰)이 뱉어도 나오지 않고, 삼켜도 내려가지 않는다' 고 했습니다.

한의학에서의 매핵기 치료법 기본은 탕약입니다. 소화기관 장애에 의한 위산역류가 원인이면 위장 운동성을 높이고, 흉강의 압력을 줄이는 처방을 합니다. 비염과 인후염 등 점막염증은 소염력이 있는 형개, 연교, 치자 등을 씁니다. 또 한약재를 증류한 약침액을 경혈주사법도 시행합니다. 약물액을 호흡기 점막에 분무하는 치료법과 운동요법, 음식 관리법, 명상법 등도 병행합니다.

입 냄새 예방 식품 10가지

구취(口臭)는 입에서 나는 냄새입니다. 구강 질환, 코 질환, 오장육부의 부조화로 인해 간과 위장, 폐질환 등이 원인입니다. 한의학에서는 위나 장에 열독이 쌓이는 위열에 주목합니다. 소화불량으로 흡수가 덜 된 음식물이 제대로 배출되지 않아 냄새가 나는 증상입니다. 위장 질환, 간질환, 폐질환 등과 관련이 깊습니다. 이 같은 질환은 음식과 밀접합니다. 구강질환도 섭생과 무관하지 않습니다. 이는 몸에서 잘 흡수되고, 치아와 잇몸을 청소하는 음식을 섭취하면 구취예방에 도움이 될 수 있음을 의미합니다. 입 냄새 완화나 구취 예방에 좋은 식품 10가지를 알아봅니다.

첫째, 입안을 청소해주는 물

물은 입안의 음식물을 청소하고, 세균을 제거하는 효과가 있습니다. 입안이 마르면 구취가 나기 쉽습니다. 입안이 촉촉하면 침의 분비도 촉진됩니다. 물을 자주 마시면 구취 완화 가능성이 있습니다.

둘째, 입안의 항균역할을 하는 녹차

녹차에는 항균, 탈취 효과가 있습니다. 녹차에 포함된 플라보노이드는 치아와 잇몸에 서식하는 세균의 증식을 막는 데 도움이 됩니다. 연말연시에는 술자리가 많습니다. 알코올 분해 과정에서 역겨운 냄새가 납니다. 녹차는 음주로 인한 냄새 제거에도 유효합니다.

셋째, 장의 독소를 제거하는 김

김은 장의 독소 제거에 좋습니다. 김에 함유된 비타민A와 비타민C, 칼슘 등은 배변을 촉진시킵니다. 또 김의 식이섬유는 치아와 잇몸의 음식 찌꺼기나 세균 제거 효과를 기대할 수 있습니다. 또 항산화 성분인 피코시안은 냄새를 일으키는 트리멘틸아민, 메틸메르캅탄 등의 성분 분해를 돕습니다.

넷째, 섬유소의 왕 당근

거친 섬유소는 입안 청소와 침샘 분비에 좋습니다. 섬유소가 많은 대표 식품이 당근입니다. 각종 채소와 오이도 섬유질이 풍부합니다. 특히 당근에는 베티카로틴 성분이 풍부해 장의 노폐물 분해에 도움이 됩니다.

다섯째, 비타민의 보고 사과

사과에는 탄수화물, 무기질, 비타민, 나이아신 등 다양한 영양소가 포함돼 있습니다. 여러 비타민과 유기산인 사과산, 구연산, 주석산 등은 구취의 원인인 스트레스 해소에 유효합니다. 또 수용성 식이섬유 펙틴은 위장의 운동을 촉진시킵니다. 변비 예방과 위액분비 및 배변 촉진, 장내 가스 배출 활동으로 위열에 의한 구취를 예방할 수 있습니다. 폴리페놀은 몸 속 활성산소를 분해합니다.

여섯째, 공자의 구취예방약 생강

논어에는 공자의 식습관이 일부 나옵니다. 생강을 끊이지 않고 복용했습니다. 많은 제자에게 강의 때 입 냄새를 나지 않게 하려는 의도였습니다. 조선 왕실에서도 관원들에게 공자의 예를 들어 구취제거제로 선물도 했습니다. 먹는 게 아닌 정신을 맑게 하고 입 냄새를 없애는 용도임을 설명했습니다.

일곱째, 탈취제의 신사 레몬

레몬은 생각만 해도 입에 침이 고입니다. 침샘 분비는 구취제거의 지름길입니다. 살균력도 있는 레몬을 차로 마시거나 레몬수로 가글하면 입 냄새 완화에 유용합니다. 생으로 먹는 것 보다는 차로 마시는 게 더 효과가 있습니다. 항균물질도 포함돼 있어 탈취제 작용도 합니다.

여덟째, 비타민C의 왕 피망

피망은 수분을 많이 함유하고 있습니다. 수분은 입안을 촉촉하게 하고, 잇몸과 치아의 불순물 제거에 도움이 됩니다. 피망에 많은 비타민C는 구강질환 예방 효과가 있습니다. 비타민C는 피망, 파파야, 딸기 등에 많습니다. 잇몸에서 피가 나고 구취가 심할 때 딸기나 피망이 효과적인 이유입니다.

아홉째, 면역력강화 식품 깻잎

신선한 초록색 깻잎은 면역력 강화에 뛰어난 식품입니다. 철분, 칼륨, 칼슘, 비타민C가 다량 함유된 덕분입니다. 주성분은 방향성 정유인 페릴라알데히드와 페릴라케톤으로 구취를 감소 시킵니다. 고기를 섭취할 때 깻잎을 함께 섭취하는 이유입니다.

열 번째, 장수식품 요구르트

요구르트의 유산균은 구취를 일으키는 황화수소를 감소시킵니다. 꾸준히 섭취하면 치주염도 줄입니다. 또 장의 운동을 촉진시킵니다. 입맛을 돋게 해 신진대사를 원활하게 합니다. 효과는 설탕이 참가되지 않은 게 더 강합니다. 유산균은 위를 통과할 때 위산에 의해 많이 죽습니다. 따라서 식후 섭취가 바람직합니다.

입 냄새 전조 증상 10가지

구취는 입에서 나는 역겨운 냄새입니다. 단백질 분해 과정에서 발생하는 휘발성 황화합물(volatile sulfur compound)이 주요인입니다. 이 밖에도 입 냄새 요인은 다양합니다. 구강불결, 구강건조, 공복, 아침 기상, 강한 향 음식, 스트레스, 설태, 보철물, 편도결석, 역류성식도염, 당뇨, 폐질환, 노화, 복용 약 등입니다.

입 냄새 유발 요인 중 구강질환이나 공복 등의 생활습관 문제는 진단과 처치가 비교적 쉽습니다. 그러나 전신질환에 의한 구취는 원인 진단과 처치가 쉬운 것만은 아닙니다. 입 냄새는 단독으로 올 수도 있지만 수반 증상도 많습니다. 동반 증상을 보면 구취의 원인을 유추할 수 있습니다.

구취와 함께 잘 나타나는 증상 10가지를 모았습니다.

첫째, 짙고 누런 설태가 있습니다.

선홍색을 띠며 옅은 백태의 혀가 건강도가 높습니다. 혀의 표면에 누

렇고 짙은 설태가 있으면 타액 분비가 적음을 의미합니다. 침이 적으면 입안 자정작용도 떨어져 입 냄새가 납니다.

둘째, 짙고 거무스름한 설태가 있습니다.

혈액순환이 좋지 않으면 혀의 색깔이 보라색 계통으로 어두울 수 있습니다. 혈액순환 이상 증상은 어혈, 생리통, 심장병 때도 나타납니다. 몸의 진액이 말라도 어두운 빛을 띱니다. 흰색 설태가 두껍게 끼었으면 위염과 위궤양 등의 소화기 질환 가능성이 있습니다.

셋째, 입맛이 씁니다.

입맛이 시거나 쓴 것은 침의 분비와 연관 있습니다. "입이 소태 같이 쓰다"고 표현하면 거의 입안의 침이 마른 상태입니다. 쓰거나 신 것은 입안의 높은 산도를 나타냅니다. 때로는 위산의 역류로 산성 높은 맛을 느낄 수 있습니다.

넷째, 입안이 화끈거립니다.

입안이나 혀에 상처가 있으면 화끈거립니다. 심신의 피로는 면역력 저하로 이어집니다. 혓바늘이 돋고, 입안이 허는 구내염 원인이 됩니다. 구강점막에 염증이 생긴 구내염에는 입 냄새가 동반됩니다.

다섯째, 콧물이 목 뒤로 넘어갑니다.

축농증이나 비염이 있으면 콧물이 목뒤로 넘어갑니다. 감기에 걸리면 가래가 낍니다. 가래나 콧물은 단백질이 함유돼 있습니다. 혐기성 세균의 좋은 먹잇감입니다. 분해 과정에서 휘발성 황화합물이 발생합니다.

여섯째, 목에 이물감이 있습니다.

목의 이물감은 후비루가 주요인입니다. 코에서 넘어온 콧물의 양이 많거나 점도가 높아져 발생합니다. 때로는 위산역류로 인한 식도염이나 후두염이 있어도 이물감을 느낄 수 있습니다. 또 인두에 음식이나 액체가 고여도 목이 불편합니다. 목이물감은 구취와 밀접합니다.

일곱째, 잠을 자지 못합니다.

불면증이 오면 스트레스가 극심합니다. 타액분비가 적고, 전신의 면역력이 떨어집니다. 신체기능 약화로 각종 질병에 취약합니다. 직접간접으로 입 냄새를 유발하는 질환에 노출됩니다. 오랜 불면증에 시달리는 사람은 입 냄새 확률도 높습니다.

여덟째, 입으로 숨을 쉽니다.

입으로 숨 쉬는 것은 코가 제 기능을 다하지 못하기 때문입니다. 코 질환은 입 냄새의 간접원인입니다. 또 구강호흡은 침을 마르게 합니다. 바이러스 등의 필터링 기능도 떨어져 질환에 노출될 가능성이 높습니다. 입으로 숨 쉬는 사람에게 구취 빈도가 높은 이유입니다.

아홉째, 신경안정제를 복용합니다.

일부 약물은 구취를 유발할 수 있습니다. 신경안정제나 알코올 성분은 폐를 통해 배출될 수 있습니다. 이 과정에서 냄새가 날 수도 있습니다. 또 일부 약물은 입을 마르게 합니다. 구강건조는 구취의 원인이 됩니다.

열 번째, 방귀를 자주 뀝니다.

하루 수십 차례의 방귀와 트림은 소화기관의 이상 가능성을 생각할 수 있습니다. 소화기능 저하나 위장질환은 방귀와 트림을 부를 수 있습니다. 또 잘못된 식습관은 위장의 연동운동 장애와 위산과 음식물 역류를 일으킵니다. 배변 능력도 약화시킵니다. 이 같은 위장질환으로 인해 소화력이 저하되면 입 냄새를 일으킬 수 있습니다.

오랜 입 냄새와 치료기간

입 냄새가 나도 바로 치료하는 사람은 많지 않습니다.. 생활에 불편할 뿐이어서 참고 지내 만성이 돼 병원을 찾기도 헙니다. 10년 이상 오래된 구취는 치료 기간이 어느 정도일까요? 일반적으로 발병 기간에 비례해서 치료 기간도 늘어납니다. 그러나 질병의 원인을 정확하게 진단하고, 명확한 처방을 할 경우 오래된 질병도 빠르게 회복될 수도 있습니다. 치료의 핵심은 구취의 원인 파악입니다. 또 입 냄새를 일으키는 문제점 해소 여부입니다. 이 같은 처치가 잘 이뤄지면 상당수의 구취는 1,2개월이면 호전되고, 3개월이면 걱정에서 벗어나게 됩니다.

구취는 상대에게 불쾌감을 줄 정도의 입 냄새입니다. 구취는 단순한 생리현상과 질환으로 구분할 수 있습니다. 생리현상은 아침에 일어나면 입안이 텁텁하고 쓰거나 단내가 나는 게 대표적입니다. 자극적 음식 섭취, 음주와 흡연도 구취를 일으킵니다.

생리적 구취나 음식에 의한 입 냄새는 환경이나 섭생 개선을 하면 소멸되거나 완화됩니다. 이 경우 물을 자주 마시는 것 외의 별다른 조치는 필요 없습니다.

문제는 질환 구취입니다. 입 냄새를 일으키는 근원은 구강과 비구강이 있습니다. 구강 내 원인은 타액분비 저조, 충치, 치석, 설태, 틀니 등입니다. 과거에는 구강내 요인이 입 냄새에서 차지하는 비율이 월등하게 높았습니다. 그러나 최근에는 정기적인 치과 스케일링 등으로 구강질환에 의한 입 냄새 비율은 크게 낮아졌습니다.

특히 오래된 구취는 대부분 구강 외의 질환이나 오장육부의 기능 약화에서 비롯되고 있습니다. 코질환, 폐질환, 신장질환, 간질환, 역류성 식도염, 후두염, 간질환 등에 의한 악취 사례가 많습니다. 이 같은 질환은 오장육부의 기능이 지속적으로 약화된 결과로 냄새도 지독한 경향이 있습니다.

간성구취가 한 예입니다. 호흡 때 단 맛이 조금 섞인 암모니아성 심한 악취, 계란 썩는 듯한 구취일 때는 중증간질환일 가능성도 있습니다. 구취 원인은 황화합물입니다. 단백질에 함유된 필수아미노산 중 하나인 메티오닌이 소장에서 세균에 분해 되면서 황화합물인 메르캅탄이 생성됩니다. 간 기능이 떨어지면 메르캅탄이 축적돼 호흡 때 폐를 통해 입과 코로 배출됩니다. 만성간염, 간경화 등이 진행될 때 심한 악취가 나는 이유입니다.

구취의 원인을 알고, 이에 따른 치료를 먼저 합니다. 이와 함께 면역력을 키우는 치료를 하면 재발 없는 입 냄새 치료가 가능합니다. 가령,

알콜성 간질환에 의한 구취는 술의 독성을 완화하고, 수습(水濕)을 풀어줘 간의 기능을 강화시킵니다. 이 같은 효능의 약재는 지구자, 갈근, 인진, 포공영, 백복령, 택사, 백출 등이 있습니다. 오래된 구취의 치료기간은 원인이 된 질병 치료기간에 달려 있습니다.

오감 진단법과 입 냄새

진료실에 온 40세 여성은 긴장을 자주하는 체질입니다. 안 좋은 일이나 불안한 일이 있으면 입이 바짝 마르고, 말이 잘 나오지 않습니다. 긴장을 오래 하면 입이 쓰고, 단내가 납니다. 주변 사람에게 입 냄새가 풍길지 불안한 경우가 많습니다. 이 같은 경우에 구취를 스스로 알아보는 방법이 있습니다. 의사들이 구취 환자 문진 때 많이 하는 질문을 정리한 것입니다. 병원마다, 의사마다 제시하는 자가 진단법은 다양합니다.

자가 진단법은 정밀한 의료 행위는 아닙니다. 섭생, 생활 습관, 질환, 스트레스 등과 견주어 간단하게 입 냄새 개연성을 살피는 것입니다. 정확도는 의사로부터 검진을 받을 때보다 떨어지지만 무시할 수는 없습니다. 자가 진단의 근거는 느낌(Feeling)입니다. 사람은 시각, 청각, 촉각, 미각, 후각의 5감으로 정보를 받고, 느낌인 육감으로 판단합니다. 눈, 귀, 코, 혀, 피부 등 신체를 통해 수집된 정보를 통합하고 분석한 게 육감입니다. 원시시대에 비해 인간의 5감과 육감의 정확도는 떨어졌지만 여전히 큰 역할을 합니다.

자가진단은 구취가 의심되지만 주위사람에게 묻기 어려운 상황에서 좋은 대안이 될 수 있습니다. 자가 진단을 통해 입 냄새가 의심되면 곧바로 전문 병원을 찾는 게 바람직합니다.

필자가 권유하는 스스로 체크법은 크게 세 가지입니다.

먼저, 타액 활용법입니다. 손 등을 한 번 핥아서 침을 묻힙니다. 3초 정도 경과한 후 냄새를 맡습니다. 구취를 알아보는 가장 확실한 방법입니다. 다음, 치실 활용법입니다. 치실을 치아 사이에 낍니다. 약 5초 후 빼서 치실의 냄새를 맡습니다. 치실을 활용한 방법은 충치로 인한 구취를 확인할 때 유용합니다.

마지막으로 콧바람 활용법입니다. 아래 입술을 내밀어 콧구멍으로 바람을 불어줍니다. 조금 따뜻한 느낌의 입김을 코로 넣으면 입 냄새 확인이 가능합니다. 사람은 직립보행을 하면서 시각과 청각은 더욱 발달했으나 후각은 퇴보했습니다. 그럼에도 불구하고 후각 수용체는 약 1,000개로 2,000~4,000가지의 냄새를 구분할 수 있습니다. 종이컵에 담긴 입안 공기로도 구취 여부를 확인할 수 있습니다.

또 진료실에서 매뉴얼처럼 묻는 질문도 있습니다. 구체적으로 목이물감, 입 마름, 갈증, 혀의 백태, 소화불량, 트림, 음주, 흡연, 잦은 폭식, 긴장, 불면, 스트레스, 밀가루음식 선호, 불규칙식사, 육류와 기름진 음식 선호 여부입니다. 이 같은 체질이거나 섭생 습관이 많을수록 입 냄새 개연성이 높아집니다.

　자가진단으로 입 냄새를 확인하면 병원에서 정확한 구취 원인을 파악해야 합니다. 이를 통해 적합한 맞춤처방을 받으면 빠르면 1개월, 늦어도 3개월이면 대부분 구취 걱정에서 벗어나게 됩니다. 또 구취가 재발되지 않도록 생활 습관을 바르게 교정하는 게 필요합니다.

　입 냄새를 없애는 바른 생활 습관은 8시간 내외 수면, 하루 3끼 식사, 수시로 수분보충, 야식 금지, 음주와 흡연 자제, 자극성 강한 기호식품 자제, 꾸준한 운동, 심호흡 등입니다.

코 세척과 입 냄새

39세 남성은 10년 째 오른쪽 코 막힘이 자주 있습니다. 병원에서는 알레르기 비염인데, 수술할 정도는 아니라고 합니다. 그는 콧속에서 냄새가 나는 것도 느낍니다. 옆 사람은 냄새를 의식하지 못하지만 몹시 신경이 쓰입니다. 이 경우는 코 세척도 도움이 됩니다. 비염이 심하지 않으면 코 세척으로도 좋은 효과를 볼 수 있습니다.

알레르기 비염은 코 점막이 특정 물질에 대한 과민반응으로 일어납니다. 맑은 콧물이 수시로 흐르고, 재채기가 계속되는 가운데 코 막힘, 눈과 코 주위의 가려움증이 동반됩니다. 만성으로 악화되면 냄새 맡는 능력이 떨어지고, 중이염, 부비동염, 인후두염 등의 합병증이 발생할 수 있습니다. 직접 원인은 날씨 변화, 오염, 스트레스 등이지만 근본원인은 유전 소인이 많습니다. 유전력이 있는 사람은 코에 알레르기 원인 물질이 자극되면 IgE(면역글로불린이) 항체 매개 염증세포의 반응으로 염증이 쉽게 발생합니다.

코 안에 염증이 생기면 세균이 극성을 이룹니다. 이로 인해 코에서 냄새가 느껴질 수도 있습니다. 비염이 심하면 콧물이 목 뒤로 넘어가고, 입으로 숨을 쉬게 됩니다. 구강호흡은 입 마름을 불러 구취 원인이 됩니다. 입 안을 청소할 타액 부족으로 세균이 더욱 증식하기 때문입니다. 목 뒤로 넘어간 콧물도 세균 증식을 촉진하고, 입 냄새를 일으킵니다. 목의 이물감도 발생합니다.

비염으로 인한 구취 예방에는 생리 식염수 세척이 좋습니다. 비강 세척은 코의 분비물을 씻어내고, 점액섬모운동을 촉진해 자정작용을 하게 합니다. 방법은 세척기로 코에 생리 식염수를 분사합니다. 식염수의 농도는 체액과 비슷한 0.9%가 바람직합니다. 농도가 낮으면 살균 효과가 적고, 농도가 높으면 코에 톡 쏘는 통증이 있는데다 섬모 운동도 지장 받습니다.

수돗물과 증류수 세척은 살균 효과가 없습니다. 비강 세척은 살균력이 있는 생리식염수로 해야 합니다. 코 세척 때는 "아" 소리를 내는 게 좋습니다. 발성 때는 유스타키오관이 닫히기 때문입니다. 세척 때 코에서 귀로 이어지는 관인 혀 생리 식염수가 유스타키오관으로 들어가면 중이염 위험이 있습니다. 생리 식염수 코 세척은 하루 한 차례가 적당합니다. 코 세척을 하루 두세 차례 이상 하면 콧속이 지나치게 마를 수 있습니다. 너무 건조하면 먼지와 세균을 거르는 코의 필터링 기능이 약해집니다. 비강 세척은 코의 상태를 상당부분 정상으로 되돌리며 입 냄새도 많이 완화시킵니다.

그러나 근본 원인을 제거하려면 염증 치료를 해야 합니다. 알레르기 비염은 항원을 피하면서 항히스타민제 등의 약물처방과 면역요법을 시행합니다. 약물요법에는 항 히스타민제, 충혈 제거제. 항 콜린제, 스테로이드제 등이 있습니다.

한의학에서는 비염을 한(寒), 열(熱), 허(虛) 개념으로 접근합니다. 한(寒)으로 촉발된 급성비염은 체온을 유지하는 처방, 염증이 악화된 경우는 열(熱)을 내려주는 처방, 몸이 허(虛)한 상태에서 오는 비염은 폐와 기관지를 북돋아주는 처방을 하면 좋습니다. 또 이와 함께 코는 물론이고 폐, 비, 신의 기능도 강화하는 면역력 증대 처방으로 비염, 부비동염 등의 염증을 치료합니다.